Dr. med. Roman Szeliga

Expedition Freude

Dr. med. Roman Szeliga

Expedition Freude

Auf der Suche nach der schönsten Emotion der Welt

Amalthea
Verlag

Gefördert von der Stadt Wien Kultur

Stadt Wien Kultur

Bleiben wir verbunden!
Besuchen Sie uns auf unserer Homepage **amalthea.at**
und abonnieren Sie unsere monatliche Verlagspost unter
amalthea.at/newsletter

Wenn Sie immer aktuell über unsere Autor:innen und Neuerscheinungen informiert bleiben wollen, folgen Sie uns auf Instagram oder Facebook unter
@amaltheaverlag

Sie möchten uns Feedback zu unseren Büchern geben?
Wir freuen uns auf Ihre Nachricht an **verlag@amalthea.at**
Informationen zur Sicherheit unserer Produkte finden Sie hier:
amalthea.at/gpsr

MIX
Papier aus verantwortungsvollen Quellen
FSC® C014138
FSC
www.fsc.org

Am Heumarkt 19, A-1030 Wien

Umschlaggestaltung: Elisabeth Pirker/OFFBEAT
Lektorat: Gundi Jungmeier
Herstellung und Satz: VerlagsService Dietmar Schmitz, Erding
Gesetzt aus der 10,25/13,87 pt Chaparral Pro und der Calibri
Designed in Austria, printed in the EU
ISBN 978-3-99050-302-7

Inhalt

Einleitung

Aufbruchsstimmung …

Seit vielen Jahren beschäftige ich mich mit Humor, Leichtigkeit und positiven Emotionen, und die Freude war für mich dabei immer ein treuer, manchmal leiser, manchmal lauter Begleiter.

Ich habe sie in ganz unterschiedlichen Lebensphasen, Berufen und Berufungen erlebt. Ich habe aber auch gesehen, was passiert, wenn man ihr keinen Raum gibt, sie übersieht oder nicht erkennt, obwohl sie – manchmal einfach nur gut versteckt – da ist.

Dieses Buch entstand nicht im Kopf, sondern im Herzen.

In einer Zeit, in der leider Ärger, Frust und Ignoranz regieren, in einer Zeit, in der jeden Tag die schlechten Nachrichten tsunamiartig über uns hereinbrechen, in einer Zeit, in der positive, verbindende Emotionen wie Wertschätzung, Respekt, Humor und eben diese wunderbare Freude auszusterben drohen, habe ich Folgendes beschlossen:

Ich mache mich auf die Suche nach diesem Goldschatz des Miteinanders und bringe ihn wieder ans Tageslicht.

Bei der Vorbereitung auf diese Entdeckungsreise stellte ich mir einige Fragen:

- Wo ist die Freude geblieben?
- Wann und warum ist Freude verdächtig geworden?
- Und wer hat den Ernst des Lebens erfunden?

In einer Welt voller Krisen, Komplexität und Kalenderdruck scheint sie oft das Erste zu sein, das wir verlieren und das Letzte, das wir zurückholen.

Dabei ist Freude keine naive Illusion und schon gar kein Luxus. Sie ist überlebenswichtig. Sie stärkt dein Immunsystem, deine Resilienz, deine Beziehungen, kurz: dein ganzes Leben. Und trotzdem behandeln wir sie oft wie einen Bonus. Wie ein Dessert, das man sich nur »nach getaner Arbeit« gönnt. Oder wie einen ungebetenen Gast, der in unseren durchgetakteten Alltag nicht hineinpasst.

Ich glaube, das ist ein Denkfehler. Einer, der uns krank, müde und leer macht.

Und genau deshalb habe ich dieses Buch geschrieben.

Freude: Kein Zufall, sondern eine Entscheidung

Dies ist kein Wellnessratgeber und kein »Think-positive«-Mantra.

Es ist ein Erlebnisbericht einer Expedition ins Leben, in die Wissenschaft, in Begegnungen mit Menschen und in meine eigene Erfahrung als Arzt, Speaker, Kommunikationstrainer, CliniClown und Familienmensch.

Ich lade dich ein, mich auf dieser Reise zu begleiten. Denn Freude lässt sich finden, nicht in der perfekten Welt, sondern oft mitten im Chaos, ja häufig im Wirrwarr einer stressigen, von Ängsten und Sorgen geprägten Zeit.

Sie tritt nicht erst auf, wenn Probleme verschwinden, sondern oft genau dann, wenn man sie am wenigsten erwartet.

Was dich erwartet

Dieses Buch ist

- ein Streifzug durch freudvolle, überraschende Fakten, durch echte Geschichten von Menschen, die Freude erlebt haben, manchmal trotz, manchmal gerade wegen großer Herausforderungen;
- ein kleiner, feiner Werkzeugkoffer voller Ideen, wie du die Freude in deinem Alltag wiederfinden und kultivieren kannst;
- eine Einladung zur Selbstreflexion: charmant, augenzwinkernd, humorvoll und manchmal auch berührend.

Und es ist ein persönliches Bekenntnis: Ich glaube mit großer Leidenschaft und Überzeugung an die Kraft der Freude, die für mich schönste Emotion der Welt.

Warum gerade jetzt dieses Buch?

Weil wir in einer Gesellschaft leben, die »agiert«, aber oft nicht mehr »fühlt«.

Weil »Optimierung« unsere neue Religion geworden ist, aber kaum jemand fragt: Wozu eigentlich?

Weil viele Menschen morgens aufstehen, funktionieren und abends erschöpft, aber freudlos ins Bett fallen.

Und weil ich davon überzeugt bin, dass unser Leben viel zu kurz für schlechte Laune ist.

Freude ist ein wahres Kraftwerk, hat aber in der modernen Lebenswelt kaum Platz zwischen E-Mails, To-dos, Krisen und Kopfschmerzen. Dieses Buch ist ein leidenschaftlicher Aufruf, sich wieder an das zu erinnern, was uns in leisen Momenten zum Strahlen bringt: das Lachen eines Kindes, ein Sonnenstrahl auf der Nase, ein Wort und eine Begegnung zur richtigen Zeit. Denn das große Glück besteht oft aus den vielen kleinen Freuden, die wir übersehen.

Dieses Buch ist ein Versuch, die Freude vor den Vorhang zu holen. Für dich. Für mich. Für uns alle.

Ich mache mich jetzt auf den Weg, als Arzt, Kommunikationsexperte, Vortragsredner, vor allem aber als Mensch, und frage:

Kommst du mit?

Ja?

Spitze!

Dann los, freuen wir uns alle nicht zu spät, denn unsere Expedition beginnt JETZT.

Roman Szeliga

Willkommen an Bord der Expedition Freude

So, du bist bereit, wunderbar. Hast du die Wanderschuhe angezogen? Blasenpflaster mit? Wir gehen los. Keine Sorge, keine Himalajabesteigung, keine Expedition ins Amazonasdickicht. Keine gefährlichen Tiere!

Unsere Reise führt uns in ein Terrain, das du erstaunlich gut kennst und trotzdem permanent übersiehst: dein eigenes Leben.

Und Überraschung: Die Ausrüstungsliste ist verdächtig kurz.

- **NEUGIER,** die Stirnlampe für das Offensichtliche, das sonst im Dunkeln bleibt
- **AUFMERKSAMKEIT,** dein Fernglas für die unscheinbaren Glücksinseln
- **HUMOR,** das Erste-Hilfe-Set, falls du einmal über die Realität stolperst
- **UND DICH SELBST,** bitte im Modus »wach und anwesend«

Das genügt. Alles andere ist Ballast. Ach ja, das Handy kannst du auch zu Hause lassen. Genieß einfach in der nächsten Zeit das unsagbar schöne Gefühl der Unerreichbarkeit!

Starten wir die Expedition Freude. Kein Survival-Camp, eher ein Perspektivenwechsel. Mit Abkürzungen, Umwegen, vielleicht auch der einen oder anderen Stolperfalle. Ich verspreche dir: Es wird weniger anstrengend, als du denkst. Und sehr viel lustiger.

Also: Rucksack schultern, Kompass auf innere Freude stellen und los geht's.

Auf unserer ersten Wegstrecke auf dem *Highway to Joy* möchte ich einmal versuchen, für die Freude eine allgemeingültige Definition zu finden. Vielleicht ist das aber auch gar nicht möglich, weil die schönste Emotion der Welt so vielseitig ist. Es geht um die Frage, warum das Glück und die Freude oft da liegen, wo keiner hinschaut und wie wir lernen, sie wieder zu sehen.

Das große Glück im kleinen Moment. Ich frage gerne die Teilnehmenden meiner Trainings, aber auch Freund:innen, bei denen ich eine innere Unruhe, vielleicht auch Frustration spüre:
»Was macht dir eigentlich Freude?«
Und dann stelle ich diese Frage noch einmal, doch ohne das Weichmacherwort *»eigentlich«*:
»Was macht dir so richtig Freude?«
Die Antworten lassen sich in zwei etwa gleich große Gruppen unterteilen.

Für die einen, Gruppe A, sind es die scheinbar *großen* freudvollen Dinge, also der kommende Urlaub, das nigelnagelneue Auto oder der Ausblick auf den kommenden Ruhestand.

Die Menschen der Gruppe B hingegen müssen lange nachdenken, um eine adäquate Antwort für sich zu finden. Sie stellen dann betrübt fest, dass es derzeit keine großen Freuden in ihrem Leben gibt und sie die kleinen Freuden des Alltags überhaupt nicht mehr sehen.

Nachdenkpause ... Ich gebe die Frage jetzt spontan an dich weiter: ***»Was macht DIR so richtig Freude?«***

Denk bitte einmal ein paar Minuten darüber nach, ob du derzeit eher in der Gruppe A oder in der Gruppe B zu Hause bist.

Vielleicht hast du dir jetzt selbst dazu die Frage gestellt: »Wann habe ich mich das letzte Mal über etwas Kleines ehrlich und herzlich gefreut?«

Ich bin überzeugt davon, dass es diese kleinen, unaufgeregten Freude- und Glücksinseln sind, die unser Leben mindestens genauso bereichern wie die Kreuzfahrt in die Karibik, ein Fünfer mit Zusatzzahl im Lotto oder eine Gratis-Champagnerverkostung im 5-Sterne-Schuppen!

Die Überschätzung des Spektakulären. Wir leben in einer Kultur, in der Freude oft ein Bühnenbild braucht, große Gesten, große Geschichten, große Bilder. Das Problem: Die großen Momente sind selten. Der Lottosechser sogar ganz, ganz selten. Wenn wir uns nur auf diese Freude-Blockbuster konzentrieren, verbringen wir den Großteil unseres Lebens in einer Art »Freudepause« im Wartehäuschen für positive Gefühle. Währenddessen ziehen kleine, unauffällige Gelegenheiten vorbei, die uns genau jetzt ein Stück Leichtigkeit schenken könnten.

Warum wir das Kleine oft übersehen und damit das Große verpassen. Wir leben in einer Welt, in der »groß« das Maß aller Dinge ist:

- Erfolg muss sichtbar sein.
- Freude muss vorzeigbar sein.
- Glück braucht mindestens 85 Likes.

Das führt dazu, dass wir uns oft nur über außergewöhnliche Dinge freuen wollen: die besagte große Reise, der Karrieresprung, das Überraschungsgeschenk in Größe XL.

Dabei gäbe es genug Gründe, sich im Alltag zu freuen.

Hier nur ein paar Beispiele:

- Wenn dich jemand an der Supermarktkassa vorlässt.
- Wenn du direkt vor dem Haus einen Parkplatz bekommst.
- Wenn die Ampel auf Grün schaltet, bevor du bremsen musst.
- Wenn dein Lieblingslied genau dann im Radio kommt, wenn du zufällig daran denkst.
- Wenn dir jemand auf der Straße zulächelt und du es ehrlich erwiderst.

Das sind keine trivialen Beispiele, sondern die Mikromomente, aus denen echte, nachhaltige Lebensfreude besteht. Nicht laut, aber wirksam. Und genau diese hast du auch, jeden Tag, immer wieder. Die Voraussetzung ist, dass du sie erkennst und als solche wahrnimmst!

Was macht das mit uns und mit den anderen?

ZUERST MIT UNS: Wer sich über kleine Dinge freuen kann, lebt dankbarer, wacher und laut Studien sogar gesünder. Kein Scherz. Positive Mikromomente senken Stresshormone, stärken das Immunsystem und fördern soziale Bindung.

Menschen, die regelmäßig bewusst diese Minifreude empfinden, entwickeln auch zu scheinbar Unwichtigem mit der Zeit eine positive Grundhaltung. Das ist wie ein unsichtbarer Schutzschirm gegen den ganz normalen Alltagswahnsinn. Wir werden auf unserer Expedition noch das eine und andere darüber erfahren.

UND MIT ANDEREN: Sie merken es uns an, dass wir gut drauf sind. Einfach so. Und das strahlt aus, zum Beispiel im Büro. Erst denken alle: »Okay, der ist heute gut drauf. Nimmt der Tabletten?« Dann denken sie: »He, irgendwie fühlt sich die Stimmung heute gut bei uns an.« Vielleicht teilt man dann noch das eine oder andere »Mikro-Juchhe-Erlebnis« mit seinen Kolleg:innen, und plötzlich reden alle über ihre eigenen kleinen Glücksmomente, und zack: Der Tag hat eine andere Farbe.

Freude multipliziert sich, wenn man sie ausspricht. Und sie kostet – Achtung – genau null Euro.

Wie kommt man zu dieser Alltagsfreude? Natürlich kannst du das nicht auf Knopfdruck lernen. Es ist ein Prozess, noch dazu ein schöner. Hier ein paar ganz konkrete erste Tipps, wie du Stück für Stück zurück zur kleinen Freude gelangst:

DAS »EINE-SACHE-AM-TAG«-SPIEL: Frag dich jeden Abend: Was war heute das Schönste, egal wie KLEIN?
Schreib es auf. Denk drüber nach. Mehr nicht. In 14 Tagen wirst du automatisch wacher durchs Leben gehen.

SAG ÖFTER »DAS FREUT MICH!« Auch wenn es nur um das neue Druckerpapier geht, das ausnahmsweise pünktlich geliefert wurde. Sprache wirkt nach innen und außen. Wenn du dir erlaubst, Freude auszusprechen, fühlst du sie auch öfter.

MACH JEMANDEM EIN EHRLICHES KOMPLIMENT, ABER ÜBER ETWAS UNGEWÖHNLICHES! Nicht: »Du hast schöne Augen.« ***Laaangweilig!***

Sondern: »Du bringst wohltuende Ruhe in den Raum.« ***Viel besser!***

Oder: »Dein Lachen hat mich gerade richtig angesteckt.«

Der Effekt? Unerwartete Freude auf beiden Seiten.

NIMM DIE LEUTE MIT! Sag deinen Lieblingsmenschen öfter, worüber du dich konkret freust. Auch wenn es nur scheinbare Banalitäten sind. Über Feedback von Kund:innen, über Schneekristalle am Fenster oder das Geräusch des Sommerregens auf dem Dach. Ach ja, und dass der Bäcker dein Lieblingscroissant speziell für dich aufgehoben hat. Das wirkt fast wie ein bisschen Magie: Freude wird nicht weniger, wenn man sie teilt, sie wird größer.

VERWENDE BEWUSST SCHÖNE UND VOR ALLEM POSITIVE WORTE! Wir glauben ja, je komplexer, komplizierter und unverständlicher wir uns ausdrücken, desto intelligenter und kompetenter wirken wir.

Quatsch!

Du beeindruckst Leute anders. Mit Unerwartetem! Sag heute einmal »entzückend«, »zauberhaft« oder »köstlich«. Ja, das klingt komisch. Aber dein Gehirn liebt Abwechslung, und schöne Sprache erzeugt Freude, auch wenn du es anfangs nicht glaubst.

Ein kleiner Test mit Augenzwinkern. Welche Aussage steht jeweils hinter diesen verbalen »Körperverletzungen«?

- Eine antiquierte amouröse Relation zweier geschlechtlich getrennter Komponenten verhält sich oxidationsresistent.
  (Alte Liebe rostet nicht.)
- Ich verspüre eine signifikant positive affektive Disposition gegenüber deiner personalisierten Existenzform.
  (Ich mag dich.)
- Wer sich befleißigt, zwecks Benutzung durch andere Leute eine Bodenvertiefung auszuheben, wird selbst in die Lage

kommen, mit der Sohle dieser Bodenvertiefung in nähere Berührung zu gelangen.

(Wer anderen eine Grube gräbt, fällt selbst hinein.)

FAZIT: Große Gefühle brauchen keinen großen Anlass. Die kleine Freude kommt unauffällig, fast unverschämt beiläufig, ganz ohne Einladung. Wir müssen nicht auf den perfekten Moment warten, um glücklich zu sein.

Vielleicht ist das kleine Glück deshalb so wichtig, weil es demokratisch ist. Es kostet nichts, braucht keine Vorbereitung, keinen gesellschaftlichen Status. Man bekommt es nicht für Leistung, sondern für Aufmerksamkeit.

Wir müssen eben nur merken, dass viele perfekte Momente schon da sind, bloß kleiner, leiser, versteckter, unauffälliger.

Wenn du also das nächste Mal in der Sonne stehst oder dein Kaffee irgendwie besser schmeckt als sonst, dann sag dir einfach: »Das ist einer von den guten Momenten. Den merke ich mir.«

Und schon hast du angefangen, Freude aktiv zu erleben, mitten im Alltag, so einfach zwischendurch.

Und weißt du was? Das ist gar nicht so wenig.

Komm, weiter geht's …

Humor ist eine ziemlich ernste Sache

Dass Freude und Humor perfekt zusammenpassen, ist wohl kein Geheimnis.

Nicht nur deshalb widme ich dieser wunderbaren Fähigkeit von uns Menschen gleich am Beginn ein Kapitel, sondern weil mich der Humor und seine unglaublichen Facetten schon mein ganzes Leben begleiten – auf Bühnen, im Krankenhaus, in Unternehmen, in Seminaren und Trainings!

Tauchen wir jetzt gemeinsam ein in die Welt des erlaubten, charmant-fröhlichen Wahnsinns, der uns sehr oft hilft, unsere verrückte Welt zu verstehen und letztendlich zu akzeptieren – als Ventil, Geschmacksträger und Impulsgeber!

Es gibt eine Krankheit, die steht in keinem medizinischen Lehrbuch, und trotzdem leiden unzählige Menschen darunter:

Gute-Laune-Mangelerscheinungen oder lat. **Deficitus hilaritatis chronica**. Gemeint ist ein chronischer Mangel an Heiterkeit. (Den Begriff habe ich gerade erfunden.)

DIE SCHLECHTE NACHRICHT: Humor-Mangelerscheinungen sind weit verbreitet. Die Anzeichen erkennst auch du als medizinischer Laie sofort, da diese »Patient:innen« oft in deinem direkten Umfeld zu finden sind: im Unternehmen, in der Familie und in der U-Bahn. Die konkreten Symptome sind: ein ständiges ernstes Gesicht mit heruntergezogenen Mundwinkeln, plötzliche Unverträglichkeit gegenüber harmlosen Albernheiten und eine bedenkliche Abhängigkeit von Phrasen wie »Dafür habe ich jetzt keine Zeit«. Weitere Merkmale sind permanentes Jammern und grummeliges, von Negativität getriggertes Kommunikationsverhalten (wenn überhaupt kommuniziert wird).

DIE GUTE NACHRICHT: Diese Erkrankung ist absolut heilbar, ganz ohne Wartezeit beim Facharzt deines Vertrauens. Bei mir. Und Medikamente brauchst du auch nicht zu schlucken!

DIE THERAPIE: Proaktive, konsequente Auseinandersetzung mit dem Wirkstoff Humor und seinen vielschichtigen Anwendungsmöglichkeiten

DIE TÄGLICHE DOSIS: So oft wie möglich, mindestens jedoch sechsmal pro Tag

DIE NEBENWIRKUNGEN: Mehr Energie, höhere Belastbarkeit, bessere Ausstrahlung und deutlich größerer Erfolg sowie bis zu sieben zusätzliche gesunde Lebensjahre im Vergleich zur Kontrollgruppe

Na, das ist doch was, oder?

Ich weiß, wovon ich rede. Als Arzt könnte ich dir jetzt lange Listen von Laborwerten zeigen, die belegen, dass Lachen tatsächlich gut für dich ist: Herzfrequenz optimal; Stresshormone runter; Glückshormone rauf; Blutgefäße weit; Blutdruck runter; Schmerzen weniger; Verdauung besser. Dein Immunsystem bedankt sich; dein Gehirn jubelt. Das alles ist wissenschaftlich belegt, und doch erleben wir es im Alltag viel zu selten.

Humor ist keine Pointe, sondern eine Haltung. Lass uns eines klarstellen: Humor ist nicht einfach Witzeerzählen. Humor ist eine Lebenseinstellung. Es ist die Bereitschaft, das Leben nicht zu unterschätzen, aber auch nicht zu dramatisieren.

Die Königsdisziplin ist, über sich selbst lachen zu können.

Nicht als Selbstabwertung, sondern als Zeichen von Stärke.

Eine meiner Keynotes trägt den Titel: **»Humor im Business – Sie werden lachen, es ist ernst!«** Spätestens dann weiß das Publikum: Hier ist keiner mit erhobenem Zeigefinger unterwegs.

Und das Beste: Diese Haltung kannst du lernen. Humor ist trainierbar, wie ein Muskel. Je öfter du ihn benutzt, desto stärker wird er. Fang klein an: Sammle kleine, absurde Alltagsmomente. Beobachte, was dich zum Lächeln bringt. Halte inne, wenn etwas schiefgeht, und frage dich: »Was wird daran später einmal lustig sein?« Und es wird lustig, glaub mir!

- *Ironie ist die Kunst, mit einem Augenzwinkern die Wahrheit zu umarmen, ohne sie zu erdrücken.*

Warum Humor dir gut tut, wissenschaftlich erklärt: Jetzt wird es kurz fachlich, aber keine Sorge, es tut nicht weh. Es wird schmerzfrei, aber nicht scherzfrei!

Wenn du lachst, passiert im Körper Folgendes (und das ist nur ein Auszug):

- Dein Stresslevel sinkt, weil Cortisol und Adrenalin sinken.
- Dein Gehirn schüttet Endorphine, Dopamin und Oxytocin aus, das ist dein Glückscocktail.
- Deine Blutgefäße erweitern sich, dein Herz arbeitet entspannter.
- Dein Immunsystem wird aktiv: T-Zellen und natürliche Killerzellen steigern ihre Arbeit.

Psychologisch ist Humor ein Alleskönner. Er stärkt deinen Optimismus, dein Selbstwertgefühl und deine Resilienz, also deine Fähigkeit, auch in schwierigen Situationen stabil zu bleiben.

Die Benign Violation Theory erklärt zum Beispiel, warum wir lachen: Sie besagt, dass ein Witz oder eine Situation gegen eine Norm, etwa eine moralische oder eine soziale, verstoßen muss, um lustig zu sein.

ABER möglichst nicht zu sehr – das ist wichtig, ganz besonders in unserer Zeit, in der jedes Wort auf die Waagschale der Empörung gelegt wird. Der Verstoß sollte benign, also »gutartig«, sein.

Also: Wir nehmen eine Regelverletzung wahr, die gleichzeitig harmlos ist. Stell dir vor, ein Hund trägt Sonnenbrille! Das widerspricht unserer Erwartung, ist aber nicht bedrohlich. Das macht es komisch.

Und das Beste: Humor hilft dabei, die Perspektive zu wechseln. Du betrachtest ein Problem von einer anderen Seite, und oft wird es dadurch kleiner, so als ob du am falschen Ende in ein Fernrohr schaust.

Humor im Job, dein Karrierebooster. Vielleicht denkst du: »Humor im Business? Das klingt unseriös. Wo kommen wir denn da hin, wenn wir im Job etwas zu lachen haben?«

Falsch gedacht. Humor ist in Unternehmen ein unterschätztes Kapital. Er löst Spannungen, fördert Kreativität und steigert Teamgeist.

Ich habe Firmen begleitet, die Humor bewusst in ihre Kultur eingebaut haben, mit erstaunlichen Ergebnissen: weniger Konflikte, mehr Innovation, motiviertere Mitarbeitende.

Noch eine persönliche Erfahrung möchte ich mit dir teilen:

Vor einer Keynote bei einem hochkarätigen Behördenkongress mit Gästen aus dem Bundeskanzleramt, Innenministerium und EU-Abteilungen dachte ich: »Das wird bestimmt ein harter, mühsamer, kräfteraubender Auftritt. Schließlich ist das Auditorium mit Menschen besetzt, die täglich mit großen Entscheidungen, sensiblen Themen und enormer Verantwortung konfrontiert sind. Gar nicht lustig, eher todernst!«

Doch genau das Gegenteil passierte. Kaum hatte ich zu Beginn meiner Rede den Raum für Leichtigkeit und Humor geöffnet, veränderte sich die Atmosphäre spürbar. Es waren immer noch ernsthafte Menschen und wichtige Themen, doch der Raum füllte sich plötzlich mit Lebendigkeit, Offenheit und Resonanz.

Humor nimmt nichts weg. Er schwächt die Seriosität nicht. Er ist kein »lustiger Nebeneffekt«. Humor schenkt etwas Zusätzliches: Nähe, Aufmerksamkeit, Begeisterung.

Wir alle lächeln in der gleichen Sprache!

Warum Humor und Seriosität keine Gegensätze sind: Die Psychologie zeigt uns, dass Humor weit mehr ist als eine nette Unterhaltung. Er ist ein zutiefst menschlicher Mechanismus, um Spannung zu lösen, neue Perspektiven zu eröffnen und komplexe Inhalte einprägsam zu vermitteln.

Neurobiologisch aktiviert Humor unser Belohnungssystem. Dopamin wird ausgeschüttet, die Aufmerksamkeit steigt, und wir werden aufnahmefähiger. Ein Faktum, das auch Lernpsycholog:innen bestätigen: Menschen erinnern sich besser an Inhalte, die sie emotional berührt haben, und Lachen ist eine starke Emotion.

Sozialpsychologisch schafft Humor Verbindung. Wer gemeinsam lacht, fühlt sich einander näher. Gerade in streng hierarchischen Systemen, wie Ministerien, Behörden oder ähnlichen Organisationen, wirkt Humor wie ein Brückenbauer: Er überwindet Distanz und Rangordnung.

Organisationspsychologisch macht Humor uns resilienter. Gerade in Umfeldern, in denen Druck und Verantwortung dominieren, ist diese Ressource unbezahlbar.

Das Feedback, das alles bestätigt: Diesen Vortrag, der unten stehende Resonanz erhalten hat, habe ich an einem langen Tag voller Fachthemen, Daten-, Zahlen- und Faktenpräsentationen und inhaltsschweren Workshops am frühen Abend gehalten. Es war also nicht wirklich der beste Zeitpunkt für rege, aktive Teilnahme und Action des Publikums, aber wenn das Feedback nach dem Auftritt so klingt, dann weiß ich: Humor ist kein Gegensatz zu Ernsthaftigkeit. Im Gegenteil, er macht das Ernste tragfähiger:

»Sie waren das absolute Highlight der heutigen, großartigen Veranstaltung! Von der ersten bis zur letzten Minute war ich gefesselt von Ihrer humorvollen und berührenden emotionalen Reise! Vielen Dank, dass Sie uns gezeigt haben, worum es im Leben wirklich geht!«

Humor ist also auch in seriösen Kontexten kein Stilbruch. Er ist ein Stilmittel.

Er macht Menschen nicht weniger professionell, sondern *zugänglicher, klarer und glaubwürdiger.* Humor öffnet Herzen, Seriosität gibt Stabilität, und beides zusammen wirkt stärker, als eines alleine je könnte.

Vielleicht ist das Beispiel für dich – falls du in einem ähnlich seriösen Umfeld, zum Beispiel in einer Bank oder bei einer Versicherung, deine Brötchen oder Manner-Schnitten verdienst – Motivation und Anreiz, dich jetzt einmal dem Thema Humor im Businesskontext zu widmen. Ich würde mich freuen.

Welche coolen Beispiele gibt es noch? In einem Produktionsbetrieb führte das innovative Managementteam den »Fehlerfreitag« ein. Freiwillig erzählten Mitarbeitende ihre kleinen Pannen und Hoppalas aus ihrem Arbeitsumfeld: unglückliche Kommunikation mit Kund:innen, vergessene Termine usw. (Es war nichts radikal Desaströses mit katastrophalen, nachhaltigen Auswirkungen für das Unternehmen, sondern es ging um einfache, aber vermeidbare Fehler.)

Die besten, ehrlichsten, originellsten Verfehlungen und der Mut, sie offenkundig zu machen, wurden mit kleinen Preisen belohnt.

Kein »An-den-Pranger-Stellen«, kein Auslachen, sondern ein strukturierter Umgang mit dem Unperfektionismus. Plötzlich war die Angst vor Fehlern weg. Statt Schuldzuweisungen gab es Ideen, wie man es besser machen konnte. Die Lernkurve entwickelte sich extrem positiv. Die Qualität wurde gesteigert, die Fehlerquote gesenkt!

Humor schlägt KI und das (wahrscheinlich) für immer. Es gibt eine gute Nachricht: Humor bleibt menschlich.

Ein Artikel, den ich auf ORF-Science gefunden habe, hat gezeigt: Künstliche Intelligenz kann zwar alte Witze wiederholen, aber kaum neue erfinden. KI-generierte Ergebnisse klingen oft wie »Comedy aus den 50ern, nur höflicher«.

Warum? Weil Humor Timing, Kontext und Persönlichkeit braucht, und die kann keine Maschine simulieren.

Der Computerlinguist **Christian F. Hempelmann** von der East Texas A&M University ist der Ansicht, dass Maschinen noch einen weiten Weg zu gehen hätten, bis sie alle Nuancen des menschlichen Humors gemeistert hätten, wenn es denn überhaupt gelinge. Denn Humor setze ein Verständnis von Fallhöhe, Zusammenhang und Bedeutung voraus. Witz brauche Kreativität. Ob Sprachmodelle in der Lage seien, diese Fähigkeiten aus den Daten zu destillieren, darauf gebe es derzeit keine eindeutige Antwort.

Das heißt, dein Humor ist einzigartig. Er kann berühren, irritieren, inspirieren, motivieren und genau das macht ihn so wertvoll.

Und wenn du andere Menschen mit guter Laune ansteckst, dann macht das auch FREUDE – dir und den anderen!

Humor kann auch Schutz sein. Vielleicht hast du schon vom »Sad Clown Paradox« gehört: Manche Menschen bringen andere zum Lachen, während sie selbst innerlich kämpfen. Humor ist dann ein Schutzschild, manchmal eine Rüstung. Auch ich kenne das und weiß, wie wichtig Selbstfürsorge dabei ist. Humor darf dich nicht ausbrennen. Er muss dir Energie geben.

Meine persönliche Expedition zur Freude und zum Humor begann nicht mit einem Lachen, sondern mit einem Verlust. Der frühe Tod meiner Eltern hat mir den Boden unter den Füßen weggezogen. Damals hätte ich nicht in Worte fassen können, was mir gefehlt hat, heute weiß ich: Humor war mein Rettungsring. Erstmal nur für mich – ein egoistischer Akt der Selbstrettung. Ich merkte: Wenn ich wieder lachen kann, kann ich wieder atmen. Und wenn ich atmen kann, kann ich mein Leben meistern.

Später kam die Erkenntnis: Humor wirkt ansteckend. Es ist eine Infektion, die ich dir von Herzen wünsche.

»Das Wunderbare am echten Lachen ist, dass es jedes System zerstört, das Menschen trennt.«
(JOHN CLEESE)

Von der Selbsttherapie zur Mission für andere: Vielleicht kennst du das: Du bringst jemand anderen zum Lachen und fühlst dich danach selbst besser. Genau so ging es mir. Egal ob auf der Bühne – damals noch als Zauberkünstler, später als Arzt bei wissenschaftlichen Präsentationen und in Patient:innengesprächen, jetzt in Vorträgen, Seminaren, Workshops – oder im individuellen Coaching.

Ich habe gemerkt, dass selbst ernste Themen oft leichter ankommen und angenommen werden, wenn sie in ein Lächeln oder eine amüsante Story verpackt sind. Das erfordert aber die Sensibilität für den Augenblick, die richtige Dosis zum richtigen Zeitpunkt und auch die Fähigkeit, in unpassenden Momenten auf eine humorvolle Intervention zu verzichten.

1991 habe ich gemeinsam mit meiner genialen Co-Clownin **Kathy Thanner** und einem kleinen, feinen Team die CliniClowns gegründet.

Die Grundidee stammt aus Amerika. Vorreiter waren hier **Michael Christensen** mit seinem Big Apple Circus und der auch durch den gleichnamigen Hollywoodfilm allseits bekannte Patch Adams. Der von mir hochgeschätzte Schauspieler und Comedian **Robin Williams** verkörperte darin in seiner unnachahmlich feinfühligen und berührenden Art den skurrilen Arzt der guten Laune und Sozialaktivisten **Hunter Doherty Adams**. Wer den Film aus dem Jahr 1998 nicht kennt – meine absolute Empfehlung, sich diesen anzusehen. (Es gibt ihn noch als Download.)

Zurück zu unseren Anfängen!

Damals waren wir eine Handvoll Idealist:innen, irgendwie die Pionier:innen des therapeutischen Humors, die diese US-Idee nach Österreich und damit nach Europa brachten. Heute gibt es bei uns in der Alpenrepublik fast 100 Clowns, in Europa einige Tausend. Wir gehen dorthin, wo heilendes, unterstützendes Lachen Mangelware ist: in Krankenhäuser, in Pflegeheime, zu schwer kranken Kindern und Erwachsenen.

Und glaub mir, das ist keine Comedy-Show, die wir dort abziehen. Wir kommen nicht, um zu verharmlosen, sondern um einen kurzen Moment individueller Leichtigkeit zurückzugeben, und das in den schwersten Phasen eines Lebens. Ich könnte hier einige wunderbare Beispiele unserer Arbeit als CliniClowns nennen, aber vielleicht fasst dieses Schreiben einer Mutter am besten zusammen, was wir tun und warum wir es tun:

Liebe CliniClowns,
meine Tochter war vor zweieinhalb Jahren für einige Tage im Krankenhaus auf der Intensivstation. Ihr Papa war bei ihr. Ich selbst musste wegen Ansteckungsgefahr mit meinem Neugeborenen zu Hause bleiben. Am letzten Tag kamen die CliniClowns vorbei. Es war ein lustiges, kurzes Spektakel, einige Minuten Kinderlachen. Dieses Ereignis liegt schon lange zurück. Meine Tochter ist jetzt schon viereinhalb. Als ich sie letztens ins Bett brachte, war sie sehr traurig. Um die Stimmung zu verbessern, fragte ich: »Was ist das Schönste, an das du dich erinnern kannst?«

Sie dachte nach und sagte: »Weißt du noch, wie ich klein war und viele Kabel auf der Brust hatte, im Krankenhaus?«

Ich, ganz verwundert: »DAS war das Schönste?« Sie: »Nein, die CliniClowns waren das Schönste damals!« Sie macht lachend die Bewegungen vom Jonglieren nach.

Ich war zu Tränen gerührt. Ich hielt es gar nicht für möglich, dass sie sich noch daran erinnern konnte. **Wir sind Ihnen so sehr dankbar!**

Kein Medikament hätte das so schnell geschafft.

Seit 1991 haben wir in Österreich 1,6 Millionen Patient:innen besucht und dabei in über 1700 Visiten pro Jahr 6 048 542 Lachminuten geschenkt!
Wenn du die Arbeit »meiner« CliniClowns unterstützen möchtest, dann findest du hier alle notwendigen Infos:
www.cliniclowns.at

Jetzt bist du dran! Lass bewusst Humor in dein Leben. Such dir jeden Tag mindestens einen Grund zum Lächeln. Erzähl eine Geschichte so, dass sie Spaß macht. Lerne, dich selbst nicht zu ernst zu nehmen. Und denk dran: Humor ist kein Allheilmittel, aber er ist ein verdammt guter Begleiter auf dieser Reise, die wir Leben nennen.

Humor und Freude sind kein Zufallspaar, das sich beim Speeddating kennengelernt hat. Die beiden sind seit Anbeginn der Menschheit Komplizen. Freude gibt dem Humor Tiefe, Humor gibt der Freude Flügel. Zusammen sind sie wie Herz und Kreislauf: Das eine funktioniert nicht lange ohne das andere. Wer beides in sich vereint, der verändert nicht nur sein Leben, sondern steckt andere an. Sei dieser Mensch. Heute. Jetzt.

Vergiss nie: Wer lacht, gibt nicht auf – und wer nicht aufgibt, hat schon irgendwie gewonnen.

Humor ist im Rucksack? Gut, dann weiter …

Expedition ins Gehirn – auf der Suche nach dem Kern der Freude

Nachdem ich jetzt auf unserer ersten Station dem Humor – der sich natürlich weiter durch meine Expedition ziehen wird und auch untrennbar mit der Freude verbunden ist – Raum gegeben habe, werde ich mich unserem Denkorgan widmen.

Auf meiner Suche nach den Orten der Freude bin ich jetzt also ins geheimste und unerforschteste Gebiet vorgedrungen: unser Gehirn. Da dieses unglaublich faszinierende Organ aber so komplex ist, habe ich mir als Expeditionsleiter einen wahren Spezialisten dafür ausgesucht: **Prof. Dr. Volker Busch!**

Ich sage es gleich: Wenn man das Glück hat, mit Volker Busch ins Gespräch zu kommen, fühlt es sich ein wenig so an, als würde man diese Expedition ins eigene Gehirn starten, nur eben mit einem Guide, der gleichermaßen Forscher, Bestsellerautor und inspirierender, verständlicher Dolmetscher der Wissenschaft ist.

Volker ist Facharzt für Neurologie und Psychiatrie, ausgewiesener Experte für die Geheimnisse unseres Denkorgans und gleichzeitig einer der unterhaltsamsten Köpfe, die ich kenne. Umso größer meine Freude, dass er sich Zeit genommen hat, mit mir über genau dieses Phänomen zu sprechen: die Freude in all ihren faszinierenden Facetten. Ein Gespräch zwischen Neugier, Tiefgang und herzlichem Augenzwinkern. Vielen Dank für deine Zeit, lieber Volker.

Volker, was passiert neurologisch gesehen in unserem Gehirn, wenn wir Freude empfinden?

Das ist nicht ganz einheitlich zu beantworten, denn Freude ist ein heterogenes Gefühl. Freude kann ich schließlich empfinden, wenn ich lache, wenn ich etwas inspirierend finde oder wenn ich mich geborgen fühle. Freude ist also kein Begriff, der ein spezifisches Gefühl allein beschreibt, sondern mehr ein Sammelbegriff für viele unterschiedliche Gefühlszustände. Was man aber sagen kann, ist: Unser Gehirn ist immer beteiligt!

Warum empfinden viele Menschen im Alltag so selten echte Freude, obwohl wir doch in einer Zeit des Überflusses leben?

Freude zu empfinden ist nicht allein von den faktischen Verhältnissen in der Umwelt abhängig, sondern vor allem davon, wie wir diese Umwelt wahrnehmen und interpretieren. Und diese Wahrnehmung geschieht bekanntlich immer relativ: Mehr Freude empfinden wir also in einer Situation, die vorher weniger angenehm war. Weniger Freude empfinden wir in einer Situation, in der bereits alles nahezu perfekt ist. In einer Überflussgesellschaft, in der wir heute auf hohem Zufriedenheitsniveau leben, ist es für manche in der Tat schwieriger geworden, sich noch über Kleinigkeiten zu freuen.

Wie hängt Freude mit unserem Belohnungssystem im Gehirn zusammen und wo liegt der Unterschied zu kurzfristigem Glück oder Dopamin-Kicks?

Hilfreich ist die Unterscheidung zwischen dem sogenannten Wanting-System und dem Liking-System:
Das Wanting-System verursacht Freude durch eine euphorische Wirkung, der sprichwörtliche »Kick«. Es erzeugt meist einen kurzen, aber heftigen Antrieb. Das System hat viel mit der Wirkung von Dopamin und Noradrenalin zu tun.
Das Liking-System verursacht Freude überwiegend durch Genuss und ein anhaltendes Wohlgefühl. Es wird vor allem durch Endorphine, aber auch durch Oxytocin und Serotonin vermittelt.

Was macht Freude mit unserem Körper – konkret mit Herz, Immunsystem, Muskulatur oder Hormonhaushalt?

Die Auswirkungen auf die Gesundheit sind tatsächlich sehr vielfältig: So sinken Herzfrequenz und Blutdruck, die Muskeln entspannen sich und verschiedene Entzündungsparameter im Blutserum sinken ab. Gleichzeitig steigt die Anzahl natürlicher Killerzellen, was der Immunabwehr zugutekommt.

Warum verbieten wir uns so oft die Freude aus neuropsychologischer Sicht?

Freude mutet in unserer Kultur stellenweise etwas kindlich-naiv an. Wer sich des Lebens freut und dies zeigt, gilt schnell als unbedarft, als jemand, der den Ernst des Lebens noch nicht erkannt hat oder die Zeichen des drohenden Untergangs ignoriert. Pessimistisch nach vorne zu blicken, suggeriert dagegen vielen Menschen eine vergleichsweise höhere Intellektualität. Man wirkt schlauer, wenn man warnt und mahnt.

Deswegen werden in politische Talkshows im Fernsehen auch lieber bedeutungsschwangere Zukunftsprophet:innen eingeladen, die missmutig nach vorne blicken, als fröhliche und heitere Menschen, die sich des Lebens freuen und anderen Mut machen.

Wie können wir als Erwachsene lernen, Freude wieder zuzulassen und aktiv zu kultivieren – trotz Stress, Alltag und Ängsten?

Ein Schlüssel zu mehr Freude ist Aufmerksamkeit! Die Wahrheit ist, dass wir Momente des Glücks weitaus häufiger erleben, als uns im Alltag bewusst ist. Wir übersehen oder verkennen sie nur, weil wir uns heute permanent unsere Aufmerksamkeit stehlen lassen und auf das Drohende und das Drama richten, statt auf das, was Hirn und Herz erfreut.

Aufmerksamkeitsstellschrauben, an denen jeder von uns drehen kann, sind

1. Fokus auf das Gute, Unmittelbare im Hier und Jetzt,
2. Dankbarkeit für das, was war und ist und
3. ein positiver Blick auf das, was bald kommt, was man genießen darf, auf das man sich freut.

Kann man das Gehirn auf Freude »umtrainieren«, so wie Muskeln im Fitnessstudio?

Man vermutet, dass die Fähigkeit, unbeschwert Freude empfinden zu können, zum Teil Sache unseres Temperaments ist. Dieser Teil ist nur wenig beeinflussbar. Es gibt nur wenige Zahlen dazu, aber man schätzt den Einfluss auf etwa 50 Prozent.

Der andere Teil ist variabler. Wir können Freude zwar nicht »trainieren«, aber wir können die Anzahl der Umstände erhöhen, in denen wir Freude empfinden können, seien es soziale Kontakte, Abenteuer, Naturerlebnisse oder sportliche Erfolge. Das Glück belohnt schließlich die/den Vorbereitete/n.

Welche Formen von Freude sind aus deiner neuropsychiatrischen Sicht besonders wertvoll – etwa soziale Freude, Freude durch besondere Erlebnisse, Bewegung, Kreativität?

Ein Rezept gibt es nicht. Die Natur sorgt aus gutem Grund für Vielfalt. Von daher unterscheiden sich Menschen fundamental in den Dingen, die ihnen Freude bereiten.

Aber im therapeutischen Prozess kann man das miteinander herausfinden, indem man kurz in die Vergangenheit blickt und sich erinnert, in welchen Situationen des Lebens Glücksmomente vorhanden waren. Der nächste Schritt ist dann, diese Momente behutsam wieder mehr ins Leben zu integrieren.

Warum haben wir so oft ein schlechtes Gewissen, wenn wir einfach mal glücklich sind, obwohl es uns doch so guttut?

Gibt es eine Spaßbremse?
Ja, so etwas Ähnliches. Menschen, die sehr gewissenhaft und pflichtbewusst sind, haben manchmal mehr Schwierigkeiten damit, sich Situationen zu »erlauben«, in denen sie leicht und locker sein dürfen. Es ist stattdessen nach ihrem Dafürhalten immer etwas da, das noch erledigt oder bearbeitet werden muss. Ein solches Verhalten kann viele freudvolle Momente im Leben kosten.

Ist Freude eigentlich ansteckend, und wenn ja, kann ich mich auch selbst infizieren?
Der Mensch ist durchlässig für Gefühle – nicht immer und überall, aber in den meisten Situationen des Alltags. Das heißt, wir stecken ANDERE mit unseren Gefühlen an, und andere stecken UNS an. Die Beziehung ist wechselseitig, also ähnlich wie bei einer Infektion durch Schnupfenerreger.
Die Auswertung einer Kohorte der Framingham-Studie hat in dem Zusammenhang gezeigt, dass es eine der wirksamsten Methoden ist, selbst Freude und Glück zu empfinden, wenn wir uns mit Menschen umgeben, die diese Gefühle leben und ausstrahlen.

Was ich von dir ganz persönlich mit frechem Augenzwinkern wissen möchte: Ist Schokolade wirklich ein kleiner Glücklichmacher (oder soll ich sagen Freudenspender) oder reden wir uns das nur ein, weil es so gut schmeckt? Was sagen dein Gehirn und dein Bauch dazu?
Oh, hier geht mein Gefühl der Freude schon fast in eine Leidenschaft über. Bei Schokolade sind mein Liking- und mein Wanting-System BEIDE beteiligt. Mein ganzes Gehirn ist in die Angelegenheit involviert und die beteiligten Hirnzentren inklusive meines Bauches machen gemeinsame Sache. Ich habe mich dazu entschieden, die Prozesse gewähren zu lassen. Wie soll man sich gegen eine solche Übermacht an Neurotransmittern schon wehren?

Warum scheinen Kinder so viel leichter Freude zu empfinden als wir Erwachsenen? Haben wir da etwas »verlernt«? Gibt es da einen biologischen Grund oder ist das einfach nur »das Leben«?

Es gehört leider zur Hirnreifung von Erwachsenen, dass der Präfrontalkortex bei kreativen und gefühlsbetonten Prozessen häufiger ein Veto einlegt: Das geht nicht! Das war noch nie so! Das darf nicht sein! etc.

Diese Hemmschuhe tragen Kinder vergleichsweise weniger in sich. Kinder verfügen über weniger selbst auferlegte Denkverbote. Daher ist nicht nur das Ausmaß ihrer Fantasie höher, sondern auch ihre Fähigkeit, in Verrücktem, Verbotenem und Unbekanntem Freude zu empfinden.

Hand aufs Herz (und Hirn): Erlebst du als Neurologe eigentlich selbst genug Freude oder denkst du beim Glücklichsein eher an Synapsen und Dopamin?

Oh, keinesfalls. Die anatomische und physiologische Kenntnis der »Freude« erzeugt selbige noch nicht. Also versuche ich, das außen vor zu lassen. Echte Freude empfinden wir vor allem, wenn wir in die Welt eintauchen und sie im wahrsten Wortsinn erLEBEN. Das versuche ich so viel und gut es geht.

Wie pflegst du persönlich deine Freude?

Wenn ich nach der Schokolade noch von der Couch hochkomme, gehört Kraftsport zu meinen freudvollen Hobbies, viel Wandern in den Bergen, Gesellschaftsspiele mit meinen Kindern oder mit Freund:innen und mein Schlagzeug im Keller.

Lieber Volker, vielen Dank, dass du den Inhalt deiner mit Wissen vollgepackten Synapsen mit uns geteilt hast. (Ich weiß, das ist wissenschaftlich unkorrekt, aber es klingt verdammt gut!)

Du hast uns gezeigt, dass Freude sich nicht auf Knopfdruck herstellen lässt, sondern in vielen Facetten sichtbar wird: in kleinen Momenten der Dankbarkeit, in tiefer Verbundenheit mit anderen oder in der Freude am Denken selbst.

Dein Blick als Psychiater oder – um es passend zum Plot des Buches zu formulieren – deine kleine Gehirnreise mit Stirnlampe verbindet nüchterne Wissenschaft mit menschlicher Erfahrung, und genau darin liegt der besondere Reiz dieses Gesprächs.

Mehr zu meinem geschätzten Kollegen und Freund:

Prof. Dr. Volker Busch ist Facharzt für Neurologie und Psychiatrie und wissenschaftlicher Arbeitsgruppenleiter an der Uniklinik Regensburg. Er ist mehrfacher, internationaler Spiegel-Bestsellerautor der Bücher *Kopf frei* (2021, Droemer Verlag) und *Kopf hoch* (2024, Droemer Verlag) und außerdem Host des Podcasts *Gehirn gehört*. Im Oktober 2025 erschien seine neue Gedankensammlung *Gute Nacht, Gehirn* (Droemer Verlag).

Volker Busch
Website: https://drvolkerbusch.de/
Aktuelles: *Gehirn gehört* auf Spotify, Apple Podcasts, Deezer Podcasts und Amazon Podcasts

Faszinierend, wie Volker Komplexes einfach und verständlich macht, oder?

Da habe ich doch wieder was gelernt!

Wäre ich selbst eine mehrfach ausgezeichnete Koryphäe in der Wissenschaft mit dem Spezialforschungsgebiet »Freude«, würde sich deren Definition natürlich »hochwitzenschaftlich« wohl so lesen:

UNIV. PROF. DDDR. ROMAN FELIX SZELIGA
»FREUDE ALS ENDOGENE RESONANZSCHWINGUNG IM BIO-PSYCHOSOZIALEN GESAMTSYSTEM MENSCH«

Ubi risus, ibi vita.
Wo Lachen ist, ist Leben.
(Tractatus Cardiophilosophicus, ca. 1678)

Aus internistisch-emotiologischer Sicht stellt **Freude** eine akut einsetzende **Hyperresonanz des psychoviszeralen Systems** dar, ausgelöst durch eine plötzliche Entladung sogenannter **Euphorotransmitter** in der *Limbicoregion cerebri* bei gleichzeitigem Absinken des inneren Zynismusspiegels.

Pathophysiologisch betrachtet handelt es sich um eine reversible **Neuro-Hormono-Kohärenzreaktion**, bei der Dopamin, Endorphine und Sinn gemeinsam einen kurzzeitigen Verbund eingehen, das sogenannte **Trias-Laetitia-Syndrom**. In meiner eigenen Praxis konnte ich diesen Zustand mehrfach beobachten, meist in Zusammenhang mit spontaner Dankbarkeit, alimentären und pekuniären Zuwendungen oder Urlaub.

Moderne bildgebende Verfahren wie die **funktionelle Positivtomografie (fPT)** zeigen dabei eine deutliche Aktivierung des *Nucleus motivatus*, begleitet von einer messbaren Verbreiterung des **parasympathischen Feldes**. Der originäre Puls synchronisiert sich dabei mit der subjektiven Lebensfreudeamplitude, ein Phänomen, das wir als **kardioluminöse Kohärenz** bezeichnen, wobei ich nicht ohne Stolz hinzufügen möchte, dass dieser soeben kommunizierte Schwachsinn (lat. ***ineptia***) auf meinem Mist (lat. ***stercus***) gewachsen ist.

Stultitia rationalis saepe sub specie scientiae latet.
Die vernünftigste Dummheit versteckt sich gern im Gewand der Wissenschaft.
(Manuale Doctoris Absurdini, Band II)

In quantenbiologischer Hinsicht postuliert die sogenannte **Freudische Feldtheorie** (nicht zu verwechseln mit Freud) die Existenz von **Lachtonen** – subneuronalen Schwingungseinheiten, die in Resonanz mit der emotionalen Gravitation des Herzraums treten. Diese Lachtonen scheinen in der Lage zu sein, zelluläre Mitochondrien in einen metabolischen Tanzzustand zu versetzen, vermutlich der Grund, warum man sich bei Freude so lebendig fühlt.

Aus internistischer Perspektive kann Freude somit als **physiologisch erwünschte Dysregulation** verstanden werden – ein Zustand, in dem der Mensch für kurze Zeit sämtliche Laborwerte ignoriert und stattdessen mit dem Leben selbst in homöostatischer Resonanz steht.

Die therapeutische Relevanz ist evident: Regelmäßige Induktionen freudaler Art führen nachweislich zu erhöhter Zellkooperation, gesteigerter Immunsympathie und in Einzelfällen zu spontaner Genesung des Gemüts.

Oder für das einfache Volk übersetzt: Freude ist die bestverträgliche Nebenwirkung des Lebens.

So, genug wortspielerischer Nonsens. Freude ist ja eine ernste Sache!

Auf zu unserer nächsten Etappe!

Fingerspitzengefühl – eine bedrohte Art im Dschungel der Direktiven?

Nach dem Humor und dem Gehirn sind wir nun bei der Sensibilität und der Feinfühligkeit für das Individuelle gelandet, die die Freude aus meiner Sicht so dringend braucht, um wirken zu können.

Doch so manche sehen das wohl anders:

»Aufgrund von Paragraf 18/2/Zahl 39 der neuen Kundenbetreuungsrichtlinien unseres Baumarktes werden Sie aufgefordert, die Blumentöpfe selbst zur Kassa zu tragen … Ja, auch wenn Sie 87 sind, gnä' Frau!«

Früher, als die Menschen noch analog atmeten und »Empathie« noch »Einfühlungsvermögen« hieß und kein Fremdwort war, konnte man mit einem Lächeln, einem kurzen »Kein Problem, ich regle das!« ganze Weltbilder retten.

Heute? Bloß nicht improvisieren! Lieber die Checkliste zücken, den Prozess absegnen, die Verbote studieren und am besten dreimal fragen, ob das auch DSGVO-konform ist und zu unserer Legal Policy passt.

Fingerspitzengefühl? In der Paragrafenwüste begraben! In unserer regeltreuen, ironiefreien Zeit hat das Zarte, das Instinktive, das Menschliche einen schweren Stand. Willkommen in der Ära der gefühllosen Genauigkeit!

Aber als jahrelanger Verfechter der Leichtigkeit, als Robin Hood der positiven, humorvollen Lebenseinstellung denke ich: Es geht auch anders. Ja, die Welt wird komplexer, nicht einfacher. Und je mehr wir auf starre Vorgaben setzen, desto mehr entfernen wir uns vom Zwischenmenschlichen.

Dabei ist Fingerspitzengefühl kein Relikt aus einer besseren Zeit, sondern die entscheidende Kompetenz der Zukunft. Es ist die Kunst, flexibel zu reagieren, Nuancen zu erkennen und Situationen so zu gestalten, dass alle Beteiligten ihr Gesicht wahren.

Warum machen wir es dann nicht? Immerhin ist es die Basis für Vertrauen, Respekt und langfristige Beziehungen, sei es im Job, in der Familie oder unter Freund:innen. Und Probleme mit Fingerspitzengefühl unbürokratisch und rasch zu lösen, macht einfach Freude!

Wie wir wieder mehr Fingerspitzengefühl entwickeln:

- **MUT ZUM BESAGTEN EINFÜHLUNGSVERMÖGEN:** Fragen wie »Was ist gerade wirklich das Problem?« oder »Wie kann ich schnell und unbürokratisch helfen?« öffnen Türen, die kein Handbuch jemals aufstoßen könnte.
- **DAS AUGENZWINKERN KULTIVIEREN:** Ernsthaftigkeit hat ihre Zeit, Humor aber auch. Manchmal ist Fingerspitzengefühl der Mut, eine strenge Regel mit einem charmanten »Lass uns das mal anders versuchen, ich hätte da eine Idee ...« zu umschiffen.
- **ÜBUNG IN GRAUZONEN:** Wer nur schwarz oder weiß denkt, verliert den Blick für die Grautöne und vor allem für die strahlenden Farben der Kommunikation. Wenn man diese Nuancen für sich akzeptiert, dann kann man auch einmal über den eigenen Schatten springen ...

  Statt reflexartig auf Regeln zu pochen, überlege daher lieber: »Was würde ich mir selbst in dieser Lage wünschen?« Dieses Denken öffnet Raum für kreative und menschliche Antworten und Reaktionen.

Durch gute Laune und positive Gedanken hat noch nie jemand unserer Welt geschadet!

- **REGELN KENNEN UND WISSEN, WANN MAN SIE VERGISST:**
  - **Beispiel:** Statt einem Antragsteller am Magistrat strikt nach der Regel zu sagen: *»Da fehlt Stempel A38, bitte neu einreichen«*, lieber Fingerspitzengefühl: *»Ich helfe Ihnen, das Formular gleich hier zu vervollständigen.«*

- **Beispiel:** An der Supermarktkassa: Die Kundin hat zwei Cent zu wenig. Regel: »*Ware bleibt hier.*« Fingerspitzengefühl: »*Passt schon, geben Sie's beim nächsten Mal.*«
- **Beispiel:** Ein:e Kund:in reklamiert ein Produkt einen Tag nach Ablauf der Garantie. Regel: »*Tut uns leid, Frist verpasst.*« Fingerspitzengefühl: »*Normalerweise geht es nicht mehr, aber ich mache für SIE hier GERNE eine Ausnahme.*« Ergebnis: lebenslange Kund:innentreue.
- **Zusatz:** Studien aus der Organisationspsychologie zeigen: je starrer die Regel, desto geringer die Mitarbeiter:innenzufriedenheit. Nur dort, wo Menschen Fehler zugeben dürfen, entstehen Innovation und Vertrauen. Übersetzt: Wer Fingerspitzengefühl kultiviert, schafft ein Umfeld, in dem Menschen wachsen statt verwalten.

Kurzformel: Wann Fingerspitzengefühl gefragt ist.

- Wenn jemand schwächer oder verletzlicher ist als du.
- Wenn Zuhören hilfreicher ist als eine schnelle Lösung.
- Wenn Recht haben mehr Schaden anrichten würde als Nachgeben.
- Wenn Regeln drohen, das Menschliche zu verdrängen.
- Wenn Humor die bessere Brücke baut als Ernst.
- Wenn ein kleiner Schritt von dir den Alltag von anderen riesig erleichtern würde.

FAZIT: Ein Plädoyer für mehr menschliche, freudvolle Momente. Die Welt ist schon stressig genug. Und während KI, Bürokratie und Algorithmen den Takt angeben, sollten wir uns alle ab und zu fragen: Wo bleibt hier das Menschliche? Fingerspitzengefühl ist keine Schwäche; es ist ein Turbo für alles, was zählt: Beziehungen, Vertrauen, echte Verbindungen.

Fingerspitzengefühl ist nicht, auf Teufel komm raus jede Regel zu brechen, um auf Biegen und Brechen zu großartigen Revoluzzer:innen und Anarchist:innen zu mutieren, sondern sie mit Herz zu hinterfragen. Und ja, es braucht Mut, sich einmal – symbolisch formuliert – »aus dem Fenster zu lehnen« und Regeln Regeln sein zu lassen! Wir sprechen ja nicht von Checklisten, wie man sich bei der Explosion eines Atomkraftwerks korrekt verhalten muss. Die solltest du nämlich auf Punkt und Beistrich befolgen und dann aber wirklich schnell weglaufen …

Trau dich also, auch einmal pragmatisch zu handeln, wenn eine starre Vorschrift nicht passt. Der Bonus: Niemand wird dich dafür ans Kreuz nageln, wenn du es mit Überzeugung und Sinnhaftigkeit tust, sondern du wirst zum Testimonial der sichtbaren, gelebten Lösungskompetenz! Und das macht Freude! Allen!

ÄTSCH, ein bisserl böse geht immer!

Mal ehrlich: Wie oft haben wir uns schon darüber gefreut, als der drängelnde, lichthupende Porschefahrer auf der Autobahn dann doch mit 180 rechts überholt hat und zwei Minuten später am Straßenrand bei der Zivilstreife seinen Offenbarungseid leisten musste? Na eben.

Schadenfreude kann etwas Herrliches sein. Doch immer der Reihe nach!

Auf meiner Safari durch den Freudedschungel darf natürlich diese Form des bissigen Glücksgefühls nicht fehlen.

Menschen auszulachen, das lernt man früh, meist bereits im Kindergarten, gehört sich nicht. So lautet zumindest die pädagogische Grundregel. In der Theorie: Moral brav gelernt. In der Praxis: gnadenlos ignoriert.

Denn so unangebracht es einem in der Theorie vorkommen mag, sich am Missgeschick anderer zu erfreuen, muss man doch so ehrlich sein: Manchmal fühlt es sich einfach herrlich, ja direkt göttlich an, wenn jemand anderem etwas passiert, was einem selbst hätte passieren können. Noch schöner ist es, wenn der Pechvogel nicht gerade ein:e Sympathieträger:in ist. Etwa dann, wenn der unliebsame Chef mit voller Wucht gegen die Glastür marschiert. Oder wenn das überhebliche Volleyballteam der Nachbarstadt im Finale in der letzten Sekunde verliert, noch dazu durch einen peinlichen Anfängerfehler. Zack, da ist sie, die kleine Schwester der Freude: die **Schadenfreude**.

Die heimliche Königin der Emotionen: Schadenfreude ist mehr als der banale Slapstickmoment, wenn der Sack Äpfel im Supermarkt reißt oder die Tante über den Teppichrand stolpert.

Sie ist ein komplexes, uraltes Phänomen, das Psycholog:innen, Philosoph:innen und Neurowissenschaftler:innen speziell seit den Neunzigerjahren genauer unter die Lupe nehmen. Und siehe da: Schadenfreude ist nicht bloß Bösartigkeit, sie erfüllt eine soziale Funktion.

Ob wir über das Malheur eines anderen lachen oder Mitgefühl zeigen, hängt entscheidend von der Beziehung ab, die wir zu dieser Person haben. Ein enger Freund rutscht aus? Da halten wir gern die Hand hin. Der SUV-Fahrer, der drei Parkplätze blockiert und sich dann beim Einräumen die Heckklappe selbst auf die Mütze haut? Beule vorprogrammiert! Da huscht uns ein Lächeln übers Gesicht, und zwar völlig zu Recht.

Psycholog:innen unterscheiden zwei Spielarten:

- **HEIMLICHE SCHADENFREUDE** – das stille Schmunzeln im Hintergrund, das niemand sehen darf
- **OFFENE SCHADENFREUDE** – die unverhohlene Häme, wenn ein:e unausstehliche:r Zeitgenoss:in beidseitig im Fettnäpfchen oder, besser formuliert, in der Fritteuse steht

Forscher:innen wie **Jens Lange** von der Universität Hamburg erklären: Wir empfinden Schadenfreude vor allem dann, wenn wir eine Situation als *verdient* erleben. Dann stärkt das Lachen unser Ego. Kurz gesagt: Ich fühle mich besser, weil der andere jetzt schlechter dasteht.

Und wenn wir das Unglück eines »Gegners« sogar in der Gruppe teilen, ist das ein Turboantrieb für die Emotion. Das gemeinsame Auslachen von Trump-Tweets, die in Echtzeit implodieren, war und ist für viele ein kollektives Ventil. Emotionen sind ansteckend, und Schadenfreude wirkt am stärksten, wenn wir wissen: »Ich bin nicht allein in meinem Lachen.«

Das Gehirn sagt: »Danke, Karma!« Neurowissenschaftler:inneninnen wie **Tania Singer** haben herausgefunden, dass beim Anblick eines sympathischen Menschen in Not unser Mitgefühl aktiviert wird, was logisch erscheint. Sieht man aber eine:n Unsympath:in – oder, wie wir in Wien salopp sagen, *Ungustl* – scheitern, springt das Belohnungszentrum im Gehirn an: der Nucleus accumbens, der sonst auch bei Schokolade oder

Lottogewinnen Feuer fängt. Mit anderen Worten: Schadenfreude ist für das Gehirn wie ein kleiner Gratis-Jackpot. Kein Wunder also, dass wir uns manchmal ganz gezielt und ohne Scham ins berühmte Fäustchen lachen.

Evolutionärer Mehrwert: Warum haben wir diese Emotion überhaupt? Ganz einfach: Schadenfreude war das soziale Korrektiv der Menschheitsgeschichte. Wer sich zu sehr über andere erhob, wer prahlte, dominierte oder sich unfair verhielt, wurde durch kollektives Gelächter zurück auf den Boden der Tatsachen geholt – eine uralte Form sozialer Gerechtigkeit, lang bevor es Gerichte oder Ethikkommissionen gab. Heute ist sie das Ventil, wenn wir Ohnmacht empfinden oder innere Spannungen abbauen müssen.

Wann tut uns Schadenfreude gut und wann wird sie giftig? Schadenfreude kann wohltuend sein:

- Sie erinnert uns daran, dass niemand perfekt ist.
- Sie balanciert Machtgefälle, wenn »Große« einmal klein wirken.
- Sie schafft Gemeinschaft, wenn wir zusammen lachen.

Unter uns gesprochen, es ist doch so: Bei manchen Menschen sehnen wir sie förmlich herbei und garnieren die Vorfreude noch mit adressierten Aussagen wie: *»Warte nur, du wirst schon sehen, alles kommt zurück.«* Wenn unserem »Freundchen« wirklich etwas Peinliches widerfährt, dann freuen wir uns natürlich riesig und gießen, noch süffisant lächelnd, mit einem kurzen *»Siehst du, was ich dir gesagt habe«* Öl ins Feuer.

Aber Vorsicht: Schadenfreude wird toxisch, wenn sie zur EINZIGEN Quelle von Freude wird. Wer sich nur noch freuen kann, wenn andere scheitern, der verliert Empathie und irgendwann auch Freund:innen.

Alltagsszenen voller kleiner Triumphe: Wir erleben Schadenfreude täglich:

- In der Familie, wenn die »perfekte Mama« zum ersten Mal entnervt mit ihrer Erziehungsmethode scheitert.
- Unter Freund:innen, wenn der ewig coole, selbstverliebte Muskelgigolo vor den Augen aller bei der angebeteten Traumfrau abblitzt.
- Im Netz, wenn Pannenvideos millionenfach geteilt werden.
- In der Öffentlichkeit, wenn die arrogante Hundebesitzerin, die nie die Häufchen ihres Lieblings entsorgt, selbst in die »Kot-Tretmine« einer Dogge tritt …

KURZES INTERMEZZO: Denk doch bitte jetzt selbst kurz nach, was denn deine Schadenfreude-Highlights der letzten Wochen waren!

Tipps und Tricks für den gesunden Umgang:

1. **GENIESSEN, ABER REFLEKTIEREN:** Erkenne die Komik der Situation, ohne die Würde des anderen zu sehr zu verletzen.
2. **TEILEN, ABER DOSIERT:** Ein Lacher im Freundeskreis kann verbinden, Dauerlästerei spaltet.
3. **BLICK DURCH DIE KARMA-LUPE:** Betrachte Schadenfreude als Hinweis darauf, dass das Leben selbst Regie führt, nicht als Einladung, aktiv Schaden zuzufügen.
4. **UMKEHREN LERNEN:** Heute lachst du, morgen bist du der Star im nächsten Hoppala-Video. Wer das versteht, kann auch über sich selbst lachen.

Bosheit mit Maß und Bewusstsein zu genießen, ist schon mal okay. Schadenfreude ist wie Chili: Eine kleine Prise bringt Würze, eine ganze Schote brennt dir nicht nur die Zunge weg, sondern nach einiger Zeit an anderer Stelle noch einmal.

Fazit: Das Augenzwinkern des Lebens. Schadenfreude zu empfinden, ist keine Blamage oder gar eine Todsünde, sondern eine zutiefst menschliche Emotion. Sie ist die Erinnerung daran, dass niemand unverwundbar ist und dass Gerechtigkeit manchmal durch einen simplen Stolperer daherkommt.

Also: Lach ruhig, wenn das Schicksal einen Clown spielt. Aber lach *mit* dem Leben, mit den witzigen Zufällen des Augenblicks, nicht gegen den Menschen.

Genau da liegt der Zauber der Schadenfreude, die uns beibringt, dass Moral und Bauchgefühl nicht immer denselben Fahrplan haben. Denn so unfein sie angeblich ist, so herrlich fühlt sie sich manchmal an.

Ist Schadenfreude also die schönste Freude? Nein, aber sie ist die ehrlichste.

Dieses Zitat wird dem ewig raunzenden Volksschauspieler und Wiener Original **Hans Moser** zugeordnet und trifft es auf den Punkt:

»A bissl schadenfroh sein is´ wie ein Stamperl Schnaps: Es wärmt die Seele. Zuviel und du liegst unterm Tisch.«

Vorsicht, Vorfreude! Warum Warten das Beste ist, was uns passieren kann

Ihr lieben neugierigen Mitwanderer, nach der Schadenfreude geht es auf zur Vorfreude.

»Wer sich freut, hat schon verloren«, sagen Zyniker:innen. »Wer sich freut, gewinnt doppelt«, sagen Hirnforschung, Psychologie und ich, denn ich bin ein glühender Fan der Vorfreude. So kann ich die Erscheinung dieses Buches kaum erwarten! Dieses subtile Prickeln im Alltag, diese kleine Party im Kopf, bevor die eigentliche Feier überhaupt beginnt – die Freude vor der Freude.

Die Vorfreude ist so etwas wie der Aperitif unter den Emotionen: Sie macht Lust auf mehr, stimuliert die Sinne und gibt uns das Gefühl, dass das Beste noch kommt, selbst wenn wir in Wirklichkeit gerade im Wartezimmer beim Zahnarzt sitzen. Denn da freuen wir uns auf die Zeit nach dem Bohren.

Wir planen, organisieren, buchen und genießen schon Wochen vor dem Ereignis das innere Kino. Stell dir vor: Es ist Mittwoch. Dein Cluburlaub mit deinen zwei besten Freund:innen startet am Freitag. In deinem Kopf läuft schon der Trailer: türkisblaues Meer, Cocktails XXL, Tennisturnier, White Night Party, Chillen am Beach und dazu die Die Toten Hosen im Ohr mit *An Tagen wie diesen*. Doch kaum willst du dich endgültig in diesen Wohlfühlsessel der Emotionen fallen lassen, meldet sich dein:e innere:r Spielverderber:in – »Stopp! Hey, nicht zu früh freuen, sonst wird vielleicht die Enttäuschung noch größer! Erinnere dich an 2024 – war das ein Flop im Club, so eine komische Klientel dort … Eigentlich wollten wir nie wieder dorthin fahren …«

Dieses Vorfreudeverbot klingt zwar irgendwie vernünftig, fühlt sich aber falsch an. Denn was bringt es, uns die Freude im Voraus zu verbieten? Ist Vorfreude nicht das lichtdurchflutete Wartezimmer großer Höhepunkte?

Die deutsche Sprache ist übrigens die einzige, die ein eigenes Wort für die Vorfreude hat. In den meisten Sprachen wie Englisch oder Französisch heißt es »anticipation«, also Vorwegnahme, was sowohl positiv als auch negativ sein kann.

Die Wissenschaft des »Juhu!«. Was passiert eigentlich in unserem Körper, wenn wir uns freuen, Verzeihung, *vorfreuen*? Die Neurowissenschaft sagt: einiges.

Wenn wir an etwas Schönes denken, das noch vor uns liegt, sei es der Urlaub, der Konzertabend oder einfach nur unser Lieblingstiramisu nach dem Mittagessen, dann schüttet unser Gehirn **Dopamin** aus, das berühmte Glückshormon. Und zwar nicht erst, wenn wir am Strand liegen oder die Gabel ansetzen, sondern **schon beim Gedanken daran**.

Die Psychologin **Prof. Tali Sharot** des University College London hat in ihrer Forschung gezeigt, dass unser Gehirn positive Erwartungen liebt. Es belohnt uns mit einem Cocktail aus Wohlfühlstoffen, sobald wir uns vorstellen, dass etwas Gutes passieren wird. Vorfreude aktiviert dieselben Areale wie echte Freude, mit dem Vorteil, dass man sich noch nicht einmal aus dem Pyjama schälen muss.

Die Psychologin **Main Huong Nguyen** erklärt dazu, dass Vorfreude ein Motor ist. Sie motiviert uns, hilft beim Lernen und gibt Kraft, wenn der Alltag einmal eher nach grauem Winterhimmel aussieht. Ohne Vorfreude wären wir wie Autos ohne Treibstoff – schön anzusehen, aber unbeweglich.

Prof. Roland Thomaschke aus Freiburg ergänzt: Vorfreude funktioniert wie ein psychologisches Navi. Sie lenkt uns in Richtung unserer Ziele und schenkt die Energie, um sie zu erreichen. Kurz: Vorfreude ist Dopamin im Dauerabo ohne Rezept und ohne Zuzahlung.

Warten lohnt sich, wenn man weiß, wie. Aber aufgepasst: Nicht jede Form des Wartens ist gleich Vorfreude. Wer nervös auf das Ergebnis der Prostatabiopsie wartet, erfährt keine hormonellen Höhenflüge. Es geht nicht ums Warten an sich, es geht um das **positive Ausmalen der Zukunft**.

Prof. Thomaschke meint dazu: »Je näher uns ein Ereignis erscheint, desto intensiver fallen die emotionalen Reaktionen darauf aus, wenn wir daran denken. So ist es auch mit der Vorfreude: Die Art der Emotion bleibt gleich, aber ihre Intensität steigert sich mit zunehmender zeitlicher Nähe.«

Was unterscheidet also Vorfreude von banaler Erwartung? Ganz einfach: Vorfreude ist Erwartung mit Konfetti. Sie ist die Fähigkeit, sich selbst gute Geschichten zu erzählen, bevor sie Realität werden. Und da kommen wir zum Knackpunkt: Vorfreude ist auch ein bisschen Kunst.

Vorfreude ist Kopfkino in 4D. Die besten Momente der Vorfreude entstehen dann, wenn wir sie genüsslich auskosten. Hier ein paar plakative Beispiele dafür, wenn die Fantasie schon Lambada tanzt:

GEBURTSTAGE: Als Kind war es ein Fest, weil es das langersehnte neue Fahrrad endlich gab. Diese Vorfreude haben wir als Erwachsene meist verloren, weil wir nicht auf den Geburtstag warten müssen, um uns das neue E-Bike zu kaufen.

Bleibt die Frage: Wird Vorfreude im Alter schwächer?

Prof. Thomaschke sagt: »Das Gefühl ändert sich nicht, nur die Intensität. Kinder freuen sich stärker, weil ein Ereignis oft exklusiv ist. Das Fahrrad gibt's eben nur zum Geburtstag. Erwachsene haben mehr Optionen und relativieren. Aber Exklusivität bleibt Trumpf.«

Verliebt sein, ein seltenes Wiedersehen, eine einzigartige Reise, all das kann Vorfreude auch im Alter genauso intensiv machen wie das Warten im Teenagerzimmer auf den ersten Kuss! Der Unterschied: Erwachsene wissen, dass es schiefgehen kann, und genau da kommt wieder die Achtsamkeit ins Spiel. Wer sich erlaubt, sich trotz aller Lebenserfahrung ungebremst zu freuen, gewinnt doppelt.

DER MASERATI-EFFEKT: Der Ökonom **Bruno Frey** sagt, dass ein Maserati zwei Wochen Freude macht und dann Alltag wird. Der Urlaub, das Konzert, das Date – sie halten emotional viel länger.

DAS PÄCKCHEN: Man klickt bei Amazon auf »Bestellen«. Zack! Schon hat man sieben Tage lang Vorfreude. Der Bote von DHL (wenn er kommt) ist dann eigentlich nur der Lieferant fürs Glück. (Doch Vorsicht: Hier spielt auch noch der Belohnungseffekt mit und der kann süchtig machen, eine der häufigsten psychischen Störungen im E-Commerce-Business.)

DIE VORFREUDE AUF DIE FREUDE ANDERER: Wir kaufen im Oktober ein wunderschönes, edles Schmuckstück für die beste Ehefrau von allen und können es gar nicht erwarten, es ihr zu Weihnachten zu überreichen. Wir stellen uns nicht nur einmal den Überraschungsmoment und ihre wässrigen Augen vor, sehen im Geiste die Freudentränen kullern und genießen mental schon die innige Umarmung danach.

Die Schattenseite, wenn Vorfreude baden geht. Je größer die Vorfreude, desto größer ist auch die Fallhöhe. Als Arzt weiß ich: Wo eine Wirkung ist, da gibt es auch meist eine Nebenwirkung – der Urlaub im Salzburger Dauerregen, das abgesagte Taylor-Swift-Konzert, die Netflix-Serie, die nach der dritten Staffel nur eines ist: todlangweilig.

Für manche ist nicht realisierte Vorfreude sogar echt belastend. (Du erinnerst dich vielleicht, was der Ausfall des Taylor-Swift-Konzerts in Wien bei manchen Swifties an Trauer und Co. ausgelöst hat.)

Doch hier wird es spannend: Studien zeigen, dass es uns nicht vor Enttäuschung schützt, wenn wir die Vorfreude unterdrücken. Die Freude im Voraus ist bereits passiert, sie ist auf unserem Glückskonto verbucht. Die Enttäuschung kommt erst später. Ohne Vorfreude verlieren wir doppelt: keine Freude vorher, aber dennoch eine Enttäuschung hinterher.

Die gute Nachricht: Unser Gehirn unterscheidet nur sehr schwer zwischen Vorstellung und Wirklichkeit. Wer sich bildhaft auf etwas freut, erlebt echte Emotionen. Kein Wunder also, dass Forscher:innen sagen: Die Vorfreude kann manchmal größer sein als das eigentliche Erlebnis. Der Weg ist das Ziel, und die Vorfreude ist das Reisemagazin dazu.

Psychologische Hausmittel zur Steigerung der Vorfreude: Jetzt wird es praktisch. Wie kann man Vorfreude gezielt trainieren? Hier ein paar erprobte Strategien, garantiert rezeptfrei vom Arzt deines Vertrauens:

1. **COUNTDOWNS FEIERN:** Ob klassisch am Kalender oder als App, ein herunterzählender Timer kann das Prickeln verstärken.
2. **SICH VORSTELLEN, WIE ES WIRD, ABER BITTE MIT GEFÜHL:** Nicht nur denken »Ich fahre in den Urlaub«, sondern sich vorstellen, wie sich der Sand anfühlt, der erste Espresso schmeckt und der Zitronenhain duftet.
3. **MIT ANDEREN TEILEN:** Vorfreude ist wie Pizza – sie wird besser, wenn man sie teilt. Ein guter Tipp für die Familie: Jede:r erzählt, worauf sie/er sich ganz speziell freut. Das verstärkt die positive Erwartung.
4. **VERZÖGERN ERLAUBT:** Manchmal lohnt es sich, das Geschenk einen Tag länger liegen zu lassen. Nicht aus Disziplin, sondern aus Lust an der Verzögerung.

Der geheime Zauber der Aufschieber:innen: Lustigerweise sind notorische Aufschieber:innen (lat. Prokrastinator:innen – welch Wort) manchmal Vorfreudegenies. Nicht weil sie diszipliniert planen, sondern weil sie den Moment der Erfüllung so lange wie möglich hinauszögern. Manche Menschen genießen das »Noch-nicht« mehr als das »Jetzt-schon«. Vielleicht sind diese Menschen auch die besten Liebhaber:innen, aber das ist eine andere Geschichte ...

Zurück zum Thema: Ich nenne das den **Freudevorstreckereffekt**: Ein klitzekleines bisschen absichtlich später freuen, um die Spannung zu verlängern. Funktioniert bei Schokolade, Serien und dem ersten Kuss.

Fazit: Die beste Freude kommt oft davor. Vorfreude schenkt uns kleine Lichtblicke im Alltag, trainiert unser Gehirn auf Glück und macht uns empfänglicher für echte Freude.

Also warte nicht, sondern freu dich **jetzt** auf das, was erst kommt. Wer Vorfreude lebt, erlebt doppelt. Und wer sich gar nicht mehr freut, darf sich wenigstens vornehmen, sich bald mal wieder zu freuen. Denn ganz ehrlich: Wer sich nicht freut, verpasst den halben Spaß, schon bevor er angefangen hat. **Also freu dich nicht zu spät!**

Kindisch gut! Was wir von Kindern über Freude lernen können

Warum ein zappeliger Fünfjähriger oft mehr Lebensweisheit in sich trägt als der durchschnittliche Abteilungsleiter.

Freude verlernt? Zeit für Nachhilfe bei den Kleinen! Ich sage es ganz frei heraus, ich bin zutiefst besorgt! Nicht wegen steigender Leberwerte oder sinkender Aktienkurse, sondern wegen eines viel gefährlicheren Symptoms: Wir Erwachsenen verlernen das Freuen, und zwar gründlich.

Früher war es einfach: Eine kleine Tafel Schokolade von der Uroma reichte für ein Glücksgefühl, eine ganze Fantasiewelt wurde in der Sandkiste nachgebaut, ein Karton wurde zur Raumstation und unter dem großen Esszimmertisch entstand ein Tipi (das Zelt der amerikanischen Ureinwohner:innen). Und das waren nur ein paar der wunderschönen Erlebnisse meiner Kindheit.

Heute brauchen wir einen fünfwöchigen Retreat auf Bali oder einen Tauchurlaub auf den Malediven, um *eventuell* ein inneres Lächeln zu verspüren – vorausgesetzt, das WLAN funktioniert.

Man könnte meinen, Kinder hätten ein exklusives Patent auf das gute Leben: auf Lachen ohne Grund, auf Begeisterung für Steine, Kaulquappen oder Micky-Maus-Tattoos, auf diese unerschütterliche Freude am Jetzt.

Während wir Erwachsenen mit Sorgenfalten die Nachrichten checken, läuft unser Nachwuchs mit Zahnpastabart und Gummistiefeln durch die Wohnung und feiert das Leben. Freudig quietschend. Ohne Konzept. Ohne Tagesordnung.

Kinder wissen nicht, wie man sich »adäquat« verhält. Dafür wissen sie, wie sich Glück anfühlt. Sie kennen keine Budgetmeetings, keine Deadline-Erinnerungen, keine Kalorienangaben auf der Jausenbox. Und sie haben etwas, das uns leider oft schmerzlich fehlt: die Fähigkeit, sich zu freuen echt, laut, von innen heraus.

Doch wo ist sie geblieben, diese Freude? Wurde sie uns abtrainiert? Haben wir sie freiwillig gegen Karriere, Kontrolle und KI-Bots getauscht? Oder haben wir sie schlicht verlegt irgendwo zwischen Führerscheinprüfung, erstem Steuerbescheid und einer schlecht gelaunten Fahrt mit der U-Bahn?

Kindliche Freude: Authentisch. Laut. Unverhandelbar. Ich habe leider keine Kinder, hatte und habe aber immer einen tollen Bezug zu diesen wunderbaren Wesen, die mit ihren leuchtenden Augen und ihrer ansteckenden Energie und Entschlossenheit durchs Leben laufen.

Sie sind für mich die wahren Gurus der Lebensfreude, die Zen-Meister der Fröhlichkeit, die Vorbilder für positive Emotionen, präsentiert am lächelnden Serviertablett aus Legosteinen.

Kinder kennen keine Life-Coaches, keine Ernährungspläne und keine Achtsamkeitsseminare. Und trotzdem sind sie, zumindest was echte Lebensfreude betrifft, oft schlauer als wir alle zusammen.

Sie wachen auf und denken nicht: »Heute muss ich meine Ziele visualisieren.« Sie denken: »Heute esse ich zwei Nutellabrote« oder »Warum sind Katzen weich?« oder »Ich male jetzt mit Lippenstift auf die weiße Wand.«

»Kindisch ist ein Wort, das langweilige Menschen verwenden, um lustige Menschen zu beschreiben.«
(WILL FERRELL)

Ich habe mir mein Studium unter anderem mit Zauberkunst verdient, vor allem mit kleinen Shows bei Kindergeburtstagen, und ganz ehrlich: Oft hatte ich das Gefühl, dass nicht ich die Kinder verzaubert habe, sondern sie mich. Diese Herzlichkeit, die leuchtenden Augen, das echte, ungefilterte Lachen, das war die wahre Gage.

Später, in den Krankenhäusern, habe ich noch viel mehr von Kindern gelernt. Sie haben eine erstaunliche Stärke, manchmal trösten sie sogar ihre Eltern. Wenn ein Kind nach einer schweren Therapie plötzlich wieder lächelt, ist das kein kleines Lächeln, sondern ein Feuerwerk, das alle ansteckt: Mutter, Vater, Geschwister, Ärzt:innen und das gesamte Pflegepersonal.

Kinder haben die wunderbare Gabe, im Augenblick zu leben. Ihre Begeisterung kommt aus dem Herzen, direkt und ehrlich. Und wenn sie einem dann noch ihr Lächeln schenken, fühlt sich das an wie ein kleiner Urknall der Freude. Kinder sind spontane Spaßvögel, die es faustdick hinter den kleinen Ohren haben: Kinder stecken voller Energie, bis jemand sagt: »Räum auf.« Dann sind sie plötzlich müde!

Kindererziehung ist einfach:
Man muss nur die Jungs vom Blaulicht
und die Mädels vom Rotlicht fernhalten.

Woran es uns Erwachsenen fehlt? An fast allem, was Kinder ausmacht. Versteh mich bitte nicht falsch: Das Leben ist kein Spiel und auch der Ernst hat seinen verdienten, berechtigten Platz. Aber ich finde, manche Fähigkeiten, die uns als Kind glücklich gemacht haben, sollten wir wieder aus unserer mentalen Spielzeugkiste holen, um ihnen im Erwachsenenleben eine zweite Chance zu geben.

NEUGIER STATT ABGEKLÄRTHEIT: Wir sehen den Wald vor lauter Google nicht mehr. Kinder dagegen entdecken das Leben täglich neu, inklusive Gänseblümchen und Erfahrungswerten, wie ein Regenwurm schmeckt.

Worauf wir Erwachsenen nur unbedingt achten müssen, dass wir die Fantasie und den Forschungsgeist der Kleinen nicht mit elektronischen Tools, Tablets und Handy-Apps sedieren oder sogar komplett zum Schweigen bringen.

Ja, es ist praktisch. So praktisch wie eine Fertigpizza für die kleine Seele: geschmacklos, gehaltlos und voller Glutamat im Abgang. Wer ihnen Bildschirme reicht, weil Stille bequemer ist als Beziehung, verwechselt Erziehung mit Fernbedienung.

Wenn wir allerdings die investigative Neugier der Kinder fördern oder zumindest nicht verhindern, werden diese kleinen Erdbewohner:innen weiterhin Forscher:innen des Augenblicks sein, so wie du in diesem Buch auf einer Expedition bist! Jeden Tag. In jeder Ecke. Sie ziehen dann keine Schlussfolgerungen, sie stellen Fragen. Wir hingegen ziehen Schlüsse und dann oft einen Schlussstrich: »Das bringt eh nix.« »Weiß ich eh schon.« »Hab ich probiert.« »Geht gar nicht.« Dabei ist Neugier der Anfang von Entwicklung. Wer nicht fragt, bleibt stehen. Wer fragt, geht weiter.

SPONTANEITÄT STATT TO-DO-LISTEN: Ein Kind ändert fünf Mal die Meinung, bevor es den ersten Schuh anzieht. Kinder leben nicht in der Vergangenheit und nicht in der Zukunft. Sie leben im »Da«, im »Wow«. Wir hingegen brauchen für alles eine Agenda, ein Flipchart und eine SWOT-Analyse.

Ein kleiner Vorschlag: Sagen wir doch wieder etwas öfter »Warum nicht?« statt »Warte, ich muss erst überlegen«. Und dann machen wir's einfach.

EHRLICHKEIT STATT STRATEGIE: Kinder sagen: »Das stinkt.« Wir sagen: »Interessant, aber nicht ganz mein Geschmack« – und hassen es heimlich.

Kinder begegnen Fremden mit Staunen, nicht mit Skepsis. Sie fragen nicht nach Herkunft oder Parteizugehörigkeit. Sie fragen: »Magsdu mitspielen?«

Kinder lachen, wenn es lustig ist. Sie weinen, wenn es traurig ist. Und sie brüllen, wenn es nicht nach ihrer Nase geht. Wir nennen das »unreif« – und ja, es kann ganz schön stören, wenn so ein kleiner Mensch zum Beispiel im Flugzeug neben uns sitzt. Aber was es auf jeden Fall ist: emotional ehrlich.

SPIELTRIEB STATT SELBSTOPTIMIERUNG: Kinder bauen aus zwei Polstern ein Schloss. Wir buchen ein Coaching für Design-Thinking und brauchen danach Urlaub.

Unsere tragische Superkraft: Wir Erwachsenen können alles, nur nicht mehr spielen. Wenn wir »spielen« sagen, meinen wir Teamsport mit Trainingsziel, Brettspiele mit Regelheft, Networking mit Gamification-Ansatz.

Kinder hingegen brauchen keine Anleitung. Sie spielen, weil sie leben und sie leben, weil sie spielen. Sie machen aus einem Löffel ein Flugzeug und aus einem kollektiven Gekicher mit Nonsens-Reimen ein Kabarettprogramm. Bei uns braucht es dafür die Kleinkunstförderung.

Warum wir dringend ein Kind als Coach brauchen: Weil Kinder sich was trauen, was uns abtrainiert wurde – fühlen, lachen, staunen, weinen. Weil sie nicht versuchen, jemand zu sein, sondern einfach *sind*, während wir einen halben Tag damit verbringen, unser LinkedIn-Profil zu aktualisieren.

Ein Kind stellt sich nicht in den Raum und fragt: »Was denken die jetzt von mir?« Es stellt sich in den Raum und ruft: **»Ich bin ein Einhorn!«** – und meint es ernst. Total ernst! »Grrrrrrrrr!«

Was wir von Kindern lernen können: meine Top 10

1. Lachen ohne Grund
2. Loben ohne Hintergedanken
3. Scheitern ohne Drama
4. Vertrauen ohne Back-up
5. Staunen ohne Filter
6. Fühlen ohne Maske
7. Fragen ohne Scham
8. Träumen ohne Limit
9. Singen, tanzen, hüpfen – auch ohne Musik
10. Ganz da sein im Jetzt

Kinder lernen mehr von unserem Verhalten als von dem, was wir ihnen beibringen wollen. Nur wer erwachsen wird und Kind bleibt, hat das Leben verstanden (frei nach Erich Kästner).

Freude? Gibt's nicht im Intranet, aber beim Kind um die Ecke. Ein Kind braucht keinen Luxusurlaub, um sich zu freuen. Eine Gießkanne genügt. Oder ein Luftballon. Oder Seifenblasen. Oder das fünfte Mal dieselbe Geschichte, bei der es immer wieder lacht, als wäre es das erste Mal.

Und wir? Wir scrollen durch fünf Streamingdienste, weil wir »nix finden, was uns wirklich Spaß macht«.

Wenn wir Kindern mit echter Neugier begegnen, nicht als Projekt, nicht als pädagogische Herausforderung, sondern als das, was sie sind: kleine, großartige Lebenskünstler:innen, dann öffnen wir auch unser eigenes Herz.

Wir lernen, dass Freude nicht kompliziert ist. Dass Glück keinen Masterplan braucht. Dass das Leben nicht erst am Freitagabend nach Dienstschluss beginnt, sondern vielleicht in diesem Moment. Jetzt. Hier. Beim Lesen dieser Zeilen.

Wenn du dich fragst, wie man das Kind in sich wiederfindet, hier ein Vorschlag: Frag einfach ein echtes Kind. Es wird es dir zeigen – wahrscheinlich auf allen Vieren, Gummibärchen in der einen Hand, Nutella in der anderen, im Gesicht ein entzückendes, schokoladeverschmiertes Lächeln.

*»Das wirkliche Problem unserer Welt ist,
dass zu viele Menschen erwachsen werden.«*
(WALT DISNEY)

Kinder sind keine kleinen Erwachsenen und Erwachsene sind keine abgelegten Kinder. Aber irgendwo zwischen Sandburgen und Pensionsantrag liegt das Leben, das wir oft vermissen. Es ist nicht die Pflicht, die uns belastet, sondern der Verlust der Leichtigkeit. Wer sich von Kindern inspirieren lässt, lebt nicht nur fröhlicher, sondern auch klüger.

Denn Freude ist nichts für Feiglinge. Sie braucht Mut. Den Mut, sich nicht ständig selbst zu regulieren. Den Mut, über das eigene Scheitern zu lachen. Den Mut, auf die Knie zu gehen und einem Kind zuzuhören und den kleinen Wundern von kleinen Menschen zu lauschen.

Das erinnert mich gerade an eine herzerfrischende Geschichte, die einmal mehr zeigt, wie sehr uns Kinder immer wieder durch die Hochschaubahn der Gefühle führen können. Sie handeln spontan, denken kreativ, stolpern mutig durch ihre Naivität und landen mit liebevoller Frechheit punktgenau im Moment. Was am Ende bleibt? Ein Happy End – so oder so!

Ein kleiner Bub hatte beim Anziehen der Stiefel Probleme, also kniete sich seine Kindergärtnerin nieder, um ihm dabei zu helfen. Mit gemeinsamem Stoßen, Ziehen und Zerren gelang es, zuerst den einen und schließlich auch noch den anderen Stiefel anzuziehen. Als der Kleine sagte: »Die Stiefel sind ja am falschen Fuß«, schluckte sie ihren Anflug von Ärger hinunter und schaute ungläubig auf die Füße des Kleinen. Linker und rechter Stiefel waren tatsächlich vertauscht.

Nun war es für die Kindergärtnerin ebenso mühsam wie beim ersten Mal, die Stiefel wieder abzustreifen. Es gelang ihr aber, ihre Fassung zu bewahren, während sie ihm die Stiefel noch einmal anzog – wieder unter heftigem Zerren und Ziehen. Als das Werk vollbracht war, sagte der Kleine: »Das sind nicht meine Stiefel!«

Dies verursachte in ihrem Inneren nun eine bereits deutlichere Welle von Ärger und sie biss sich heftig auf die Zunge, damit das hässliche Wort, das darauf lag, nicht ihrem Mund entschlüpfte. So fragte sie lediglich: »Warum sagst du das erst jetzt?«

Ihrem Schicksal ergeben, kniete sie sich nieder und zerrte abermals an den widerspenstigen Stiefeln, bis sie wieder ausgezogen waren. Da erklärte der Kleine deutlicher: »Das sind nicht meine Stiefel, denn sie gehören meinem Bruder. Meine Mutter hat gesagt, ich muss sie heute anziehen, weil es so kalt ist.«

In diesem Moment wusste sie nicht mehr, ob sie laut schreien oder still weinen sollte. Sie nahm nochmals ihre ganze Selbstbeherrschung zusammen und stieß, schob und zerrte die blöden Stiefel wieder an die kleinen Füße.

Fertig.

Dann fragte sie den Jungen erleichtert:

»Und wo sind deine Handschuhe?«

Worauf er antwortete: »Ich habe sie vorne in die Stiefel gesteckt.«

Mit diesem dramaturgischen Highlight kindlicher Comedy geht unser Roadtrip weiter auf der Suche nach der so gesunden Wunderdroge namens Freude ...

Was bleibt, wenn etwas fehlt?

Weil wir gerade über die fröhliche Welt der Kinder geplaudert haben – es gibt leider auch eine andere, traurige, schicksalhafte Seite der Kindheit.

Stell dir vor, das Leben spielt dir einen wahrlich bösen, unsagbar brutalen Streich: Mitten im Kindesalter nimmt dir ein Autounfall einen Arm, aber schenkt dir gleichzeitig die Chance, ein echter Vollprofi im Optimismus zu werden. Klingt paradox? Willkommen in der Welt von **Andreas Onea**!

Andreas ist wahrer Weltmeister im »Synchronschwimmen mit den Gefühlen«: Resignation, Wut, Ärger, Trauer – alle dürfen mit ins Becken. Aber am Ende schwimmt die Freude immer auf der Überholspur. Und wenn man glaubt, er geht unter, dann taucht er einfach grinsend wieder auf. Was macht man also, wenn man das halbe Werkzeugset an Gliedmaßen verloren hat? Ganz einfach: Man baut sich ein Leben, das doppelt so viel Strahlkraft hat. Ohne Wenn und Aber! Ob als Paralympics-Medaillengewinner, ORF-Moderator oder Speaker. Andreas, den ich menschlich wie beruflich extrem schätze, zeigt: Mit nur einem Arm kann man trotzdem die Welt umarmen.

In unserem Gespräch verrät er, wie er es schafft, nicht nur durchs Wasser, sondern auch durchs Leben zu kraulen – mit einer Technik, die jeder lernen kann: Freude first, Zweifel second.

Andreas, erzähl doch bitte kurz, was dir als kleines Kind passiert ist.

Ich war sechs Jahre alt, als ich durch einen schweren Autounfall meinen linken Arm verloren habe. Eigentlich hätte ich damals gar nicht überleben sollen. Es ist ein Wunder, dass ich heute hier bin. Natürlich war das ein Schock für mich und meine Familie. Aber gerade weil ich weiß, wie knapp das alles war, blicke ich heute mit großer Dankbarkeit zurück. Ich habe vielleicht einen Arm verloren, aber nie die Chance, das Beste aus meinem Leben zu machen. Oder wie ich manchmal mit einem Augenzwinkern sage: Besser Arm ab als arm dran.

Wann ist dir bewusst geworden, dass du eine andere Definition von Lebensfreude brauchst als viele andere?

Mir wurde das schon als kleines Kind im Kindergarten bewusst: Die Welt da draußen ist nicht für Menschen wie mich gemacht – mit nur einem Arm. Da waren die Blicke, die neugierigen oder verletzenden Fragen, das Mobbing, das Ausgeschlossensein. Und ich habe früh verstanden: Wenn meine Lebensfreude davon abhängt, wie andere auf mich reagieren, dann habe ich ein Problem. Deshalb musste sie zu etwas werden, das aus mir herauskommt – nicht von außen gesteuert, sondern eine ganz bewusste Entscheidung. Jeden Tag aufs Neue.

Ist Fröhlichkeit für dich ein Muskel, etwas, das man trainiert?

Ja, absolut. Fröhlichkeit ist für mich wie ein Muskel, etwas, das wir alle in uns tragen. Ich sehe das bei meinen beiden kleinen Söhnen: Ihr Standardzustand ist Fröhlichkeit. Sie brauchen keinen äußeren Anlass, um zu lachen oder vor Freude zu quietschen. Aber wir Erwachsenen lassen oft zu, dass dieser Muskel verkümmert – durch Sorgen, Vergleiche, äußere Erwartungen. Deshalb glaube ich: Wir müssen diesen Muskel ganz bewusst trainieren. Unabhängig davon, was um uns herum passiert. Es ist eine Entscheidung, die ich jeden Tag neu treffe.

Was ist der Unterschied zwischen echter innerer Stärke und dem, was uns oft als »positives Denken« verkauft wird?

Positives Denken ist oft wie ein schöner Lack: Es glänzt nach außen, überdeckt aber, was darunter liegt. Echte innere Stärke hat mit Tiefe zu tun. Die entsteht nicht durch Affirmationen am Spiegel, sondern durch das Aushalten von Schmerz, durch Krisen, durch das Wiederaufstehen. Ich kenne das aus dem Sport: Nach einem verpatzten Wettkampf bringt dir kein noch so positiver Spruch die Medaille zurück, aber du lernst, mit Enttäuschung umzugehen und trotzdem weiterzutrainieren. Genauso ist es mit dem Leben mit Behinderung: Du kannst dich nicht einfach »weglächeln« – du musst dich der Realität stellen, sie annehmen und daraus Kraft schöpfen. Innere Stärke bedeutet für mich, ehrlich zu sich zu sein, auch mal zu zweifeln, zu weinen und trotzdem weiterzugehen. Nicht weil alles leicht ist, sondern weil man weiß, wofür man geht.

Hat deine körperliche Einschränkung dein Empfinden für Leichtigkeit sogar vertieft?

Tatsächlich ja. Ich bin ja – rein physisch – sogar um ungefähr das Gewicht eines Arms leichter als die meisten anderen. Also Leichtigkeit im wahrsten Sinn des Wortes! Aber im Ernst: Durch meine Einschränkung habe ich gelernt, dass Leichtigkeit nichts mit Umständen zu tun hat, sondern mit innerer Freiheit. Wer ständig kämpft, wird müde; wer aber lernt, mit dem zu leben, was ist, der kann auch wieder staunen, lachen, genießen. Gerade weil ich weiß, wie schwer sich manches anfühlen kann, schätze ich die Leichtigkeit umso mehr.

Welche Rolle spielt Stolz – ein oft unterschätzter Verwandter der Lebensfreude – in deinem Leben?

Für mich ist Stolz nicht an Erfolge oder Medaillen geknüpft, sondern an den Weg. Ich bin stolz auf den Prozess, aufs Aufstehen, aufs Weitermachen, aufs Dranbleiben. Stolz auf den Versuch, auch wenn er vielleicht nicht mit Gold endet. Ich schaue manchmal zurück auf das, wo ich einmal war – körperlich, mental, emotional – und sehe, wie weit ich gekommen bin. Das erfüllt mich mit Dankbarkeit. Und ja, ich bin genauso stolz an Tagen ohne Podestplatz, wenn ich weiß: Ich habe alles gegeben. Dieser Stolz ist ruhig, ehrlich und sehr kraftvoll.

Gab es einen Moment, in dem du voller Energie warst, obwohl du eigentlich Grund zur Verzweiflung gehabt hättest?

Ja, dieser Moment war definitiv nach meinem vierten Platz bei den Paralympics in London 2012. Ich war jung, motiviert, hatte alles gegeben und war denkbar knapp an einer Medaille vorbeigeschwommen. Für viele wäre das der Moment gewesen, um zu verzweifeln. Und ehrlich: Es hat wehgetan. Aber anstatt aufzugeben, habe ich genau da eine unglaubliche Energie gespürt. Ich wollte zeigen, dass ich mehr bin als eine verpasste Medaille. Ich bin aufgestanden, zurück ins Wasser, habe weitertrainiert – mit noch mehr Feuer. Vier Jahre später durfte ich in Rio dann Bronze gewinnen. Und diese Medaille hatte Tiefe, weil ich sie mir mit all den Rückschlägen davor erarbeitet habe.

Wann nervt dich Optimismus? Oder anders gefragt: Gibt es auch toxische Heiterkeit?

Optimismus nervt mich dann, wenn er zur Ignoranz wird, wenn man Dinge schönredet, statt sie ehrlich anzuschauen. Lieber hinschauen, aushalten und weitergehen, als sich mit falschen Sprüchen zu beruhigen. Optimismus darf auch nicht dazu dienen, notwendige Schritte nicht zu setzen. In Politik, Gesellschaft und Wirtschaft bringen optimistische Parolen oder Strategiepapiere ohne echtes Leadership gar nichts. Menschen folgen nicht schönen Worten, sondern mutigen Entscheidungen. Das ist wie im Sport: Ein optimistischer Trainingsplan ohne harte Einheiten bringt dir auch keine Medaille. Es gibt Momente in meinem Leben, die waren nicht positiv, aber sie waren entscheidend. Und genau deshalb haben sie mich weitergebracht. Am Ende zählen eben nicht die Parolen, sondern die Bahnen im Wasser.

Welche Momente mit deinen Kindern, deiner Familie haben dich emotional mehr aufgerichtet als jede Medaille?

Als mein älterer Sohn noch ganz klein war, hat er immer auf dem Oberschenkel geklatscht, einfach, weil er mich nur so klatschen gesehen hat. Solche Momente sind für mich unbezahlbar. Den Kleinen das Leben in Dankbarkeit vorzuleben und ihre Entwicklung mitzuerleben, ist für mich schöner als jede Medaille oder jedes Podium. Und mir ist bewusst: Wie ich mit Sieg und mit Niederlage umgehe, prägt sie für ihr eigenes Leben. Genau darin liegt für mich die größte Verantwortung – und gleichzeitig die größte Freude.

In deinem Vortrag hast du eine wunderbare Übung eingebaut: Du lässt jemanden auf der Bühne nur mit einer Hand ein Schuhband binden. Ich habe als Beobachter erlebt, dass diese wahrlich schwierige, trickreiche Aufgabe irgendwie von einer Mischung aus Ehrgeiz, Stolz und Freude begleitet wird, egal ob es diese Person schafft oder nicht. Ein kleines Symbol für dein Leben? Oder woran glaubst du liegt das?

Ja, es ist schon ein Stück Symbolik. Mit einer Hand ein Schuhband zu binden, wirkt auf den ersten Blick unmöglich, genau wie vieles in meinem Leben.

Wenn man sich aber gleich einredet »Das geht eh nicht«, dann sucht man auch keine Lösung und findet sie folglich nie. Wenn man es dagegen probiert, wird man kreativ und merkt, dass es meistens doch irgendwie geht. Und genau das passiert auf der Bühne: Die Leute erleben Ehrgeiz, Frust, kleine Fortschritte und am Ende oft diesen Stolz, dass es geklappt hat. Aber auch wenn es nicht klappt, ist schon der Versuch wertvoll, weil er die Perspektive verändert. Ich bin selbst das beste Beispiel dafür: Auch mit nur einem Arm kann man Schnürsenkel binden und noch viel mehr erreichen, wenn man nicht aufgibt.

Als Sportler gewinnt man nicht immer. Gibt es Tage, an denen du dir deine Begeisterung bewusst zurückholst oder zurückholen musst?

Natürlich gibt es Tage, an denen ich nicht vor Begeisterung sprühe, Tage mit Niederlagen, Frust oder einfach Müdigkeit. Und ehrlich gesagt: Ich habe in meiner Karriere viel mehr Medaillen knapp verloren als gewonnen. In solchen Momenten hole ich mir meine Begeisterung bewusst zurück, indem ich mich daran erinnere, warum ich das alles mache. Ein Schlüsselerlebnis war, als mich James aus Malaysia bei einem Wettkampf angesprochen hat. Er hat die gleiche Behinderung wie ich und erzählte mir, dass er mich elf Jahre zuvor bei den Paralympics im Finale gesehen habe. Damals habe er sich gedacht: »Wenn der das kann, dann kann ich das auch.« Seitdem schwimmt er selbst. Das hat mich tief berührt und mir gezeigt: Auch wenn ich nicht immer gewinne, kann mein Weg anderen Menschen Mut machen. Und genau das gibt mir selbst neue Begeisterung und Energie.

Viele Menschen definieren sich über Leistung. Wie schützt du deine Freude davor, davon abhängig zu sein?

Ich definiere mich nicht über Resultate, sondern über meine Identität, meine Einstellung und meine große Mission, Impact zu haben. Medaillen sind schön, aber sie sagen nicht, wer ich bin. Es gibt so vieles, was ich nicht beeinflussen kann: Gegner, Tagesform, äußere Umstände. Aber eines kann ich beeinflussen: ob ich alles gegeben habe. Wenn ich diese Frage mit Ja beantworten kann, dann bleibt die Freude, unabhängig vom Ergebnis. So wird Freude nachhaltig, weil sie nicht an einem Podest hängt, sondern an meiner Haltung und daran, ob mein Weg auch anderen etwas gibt.

Wie gehst du mit Vorurteilen um, mit Mitleid, und wie verwandelst du das vielleicht sogar in Verbindung?

Früher haben mich Vorurteile oder Mitleid verletzt, die Blicke, das Starren, das Gefühl, »anders« zu sein. Heute sehe ich darin eine Chance. Denn Mitleid sagt ja eigentlich nur: Der andere versteht meine Geschichte noch nicht. Wenn ich dann ins Gespräch gehe, verändert sich oft die Perspektive: Aus Distanz wird Verbindung. In meinen Vorträgen erlebe ich das immer wieder: Menschen, die anfangs zweifelnd oder mitleidig schauen, sind am Ende oft begeistert und inspiriert. Das ist für mich der schönste Moment, wenn Vorurteil oder Mitleid zu Respekt und echter Begegnung werden.

Was war der sinnloseste Ratschlag, den man dir je in einer Krise gegeben hat?

Der absurdeste »Ratschlag« kam nach einer Europameisterschaft, als ich das Finale verhaut habe und Vierter wurde. Zurück in der Heimat hat mich ein Funktionär in großer Runde regelrecht zur Sau gemacht. Einer seiner Vorwürfe war, dass ich mich ja nicht umbringen würde, wenn man mir den Schwimmsport wegnähme, sprich: mein Leben hänge noch nicht genug am Sport. Das war nicht nur komplett daneben, sondern auch komplett falsch. Denn genau das ist meine Stärke: Mein Wert hängt nicht an einer Platzierung. *It's a feature, not a bug*, dass mein Leben nicht sinnlos wird, nur weil ich irgendwo Vierter werde. Diese innere Freiheit hat mich getragen, und im Jahr danach habe ich bei der Weltmeisterschaft Bronze gewonnen.

Gibt es einen Geruch, ein Lied oder einen Ort, der dich augenblicklich in Leichtigkeit versetzt?

Ja, so verrückt es klingt: Der Geruch von diesen leicht muffigen Katakomben in Schwimmstadien versetzt mich sofort in Leichtigkeit. Er erinnert mich an unvergessliche Momente, an die Vorfreude kurz vor einer Siegerehrung. Und er motiviert mich, noch oft genau dort zu stehen. Für andere stinkt es einfach, für mich ist es pure Energie.

Welche Rolle spielt deine Spiritualität oder Weltanschauung für deinen Lebensmut?

Mein christlicher Glaube ist für meinen Lebensmut entscheidend. Aus ihm kommt eine tiefe Dankbarkeit. Ich bin dankbar, überhaupt leben zu dürfen, dankbar, zu vertrauen, dass am Ende alles gut wird und alles einen Sinn hat. Ich muss nicht krampfhaft Lösungen suchen oder alles kontrollieren. Ich darf vertrauen. Dieses Gottvertrauen gibt mir Freiheit und Mut zugleich: Freiheit, weil ich weiß, dass mein Wert nicht von Erfolgen abhängt, und Mut, weil ich glaube, dass auch aus schweren Momenten etwas Gutes entstehen kann.

Was hast du über und von Freund:innen gelernt?

Von meinen Freund:innen habe ich vor allem eines gelernt: Bedingungslosigkeit. Echte Freund:innen bleiben, egal ob man gerade Erfolge feiert oder Niederlagen einsteckt. Sie erwarten keinen perfekten Andreas, sondern sind einfach da. Und das will ich genauso zurückgeben: Freundschaft, ohne etwas zu erwarten. Nicht weil es mir nützt, sondern aus echter Überzeugung. Für mich ist das die schönste Form von Verbindung – wenn beide Seiten wissen: Ich bin da, ohne Bedingungen.

Wenn du einen Tag lang mit völliger körperlicher Unversehrtheit leben könntest, würdest du das tun? Und warum?

Nein. Wofür auch? Mir geht es gut. Ich bin genau so, wie ich sein soll. Und vor allem: Ohne meinen Unfall und meine Behinderung wäre ich nicht der Mensch, der ich heute bin. Für mich ist das kein Makel, sondern ein Geschenk Gottes, das meinen Weg und mein Wirken geprägt hat.

Hast du noch drei Tipps für Menschen, die vielleicht nicht auf der Sonnenseite des Lebens geboren wurden?

- Es gibt immer einen Weg. Auch wenn er nicht der einfachste oder naheliegendste ist.
- Setz bewusst den Blick aufs Positive. Perspektivenwechsel ist eine Entscheidung und verändert, wie du durch schwere Zeiten gehst.
- Kenne deinen eigenen Antrieb und nutze ihn. Wenn du weißt, warum du etwas tust, findest du auch die Kraft, um dranzubleiben.

Danke Andreas, coole Philosophien und bewegende Gedanken!

Du hast mir und bestimmt auch dir in diesem Gespräch einmal mehr gezeigt, dass Freude kein Luxus ist, sondern ein Lebenselixier. Gerade deine Sichtweise macht deutlich: Wir alle haben unsere Stürme, unsere Schattenmomente, doch wie wir damit umgehen, entscheidet, ob wir untergehen oder neue Kraft daraus schöpfen, auch wenn uns »das Wasser bis zum Hals steht«.

Deine Offenheit, deine Leichtigkeit und dein Humor sind vorbildhaft und ein Geschenk, das weit über die Sportwelt hinausgeht. Solche Stimmen brauchen wir, weil sie uns daran erinnern, dass Freude immer einen Platz findet, auch neben Wut, Trauer oder Schmerz. Weil sie uns zeigen, dass Lebensqualität nicht in Perfektion liegt, sondern im Mut, jeden Tag neu zu denken und positiv zu gestalten.

Ich bin dankbar dafür, dass du uns daran erinnerst, dass Freude keine Nebensache ist. Sie ist der Hauptgewinn. Mit dieser inspirierenden Botschaft setze ich meine Reise fort …

Andreas Onea

Website: https://andreasonea.at/

Freu(n)de fürs Leben – warum echte Freude nie allein existiert

»Willst du mein Freund sein?« Diese Frage habe ich Michi in meinem Kindergarten 1967 gestellt. Michi hat Ja gesagt, da habe ich ihm, gleichsam als Einstandsgeschenk unserer Freundschaft, mein Kleiderhakensymbol, den Marienkäfer, überlassen, den er so gern mochte. Schließlich war er ja jetzt mein Freund. Ich bekam das Segelboot im Gegenzug. Schließlich war ich ja jetzt auch sein Freund – besiegelte Blutsbruderschaft für Fünfjährige quasi.

Die Zeiten haben sich geändert. Ich weiß leider nicht einmal, was aus Michi geworden ist.

Ohne Freund:innen wird es fad. Auf meiner Reise zur schönsten Emotion der Welt darf die Suche nach echter Freundschaft natürlich nicht fehlen.

Echte Freundschaft ist das Grundnahrungsmittel für unser Leben. Wer glaubt, er käme alleine durchs dieses, hat vermutlich noch nie nachts um zwei eine Matratze drei Stockwerke hochgetragen oder bei Liebeskummer gemeinsam eine Familienpackung Eis vernichtet oder drei Flaschen Chianti bestimmungskonform »entsorgt«.

Um wieder einmal die Studienlage zu bemühen: Menschen mit starken sozialen Bindungen sind gesünder, leben länger und haben seltener Depressionen. Das Immunsystem mag Brokkoli, aber Umarmungen liebt es noch mehr.

In einer Studie des Instituts für Demoskopie Allensbach aus dem Jahre 2022 kam bei der Fragestellung »Was ist wichtig im Leben?« unter anderem folgendes Ergebnis heraus:

WAS IST WICHTIG IM LEBEN?

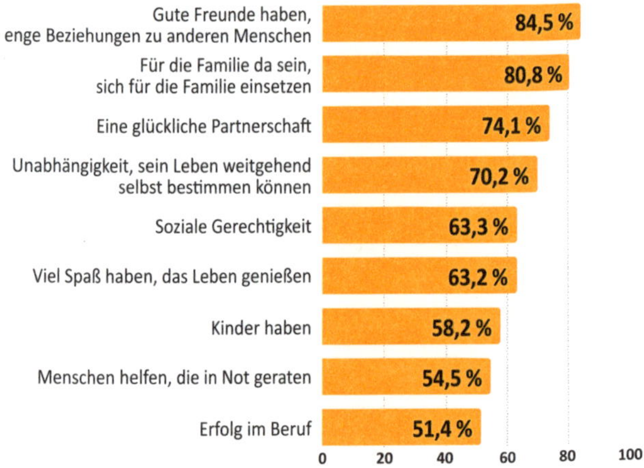

Quelle: ID Allensbach (Auszug aus der gesamten Befragung), Zahlen von 2022

In einer anderen Umfrage zeigte sich, dass für 71 Prozent der Befragten Ehrlichkeit in einer Freundschaft ein Muss ist. 70 Prozent legen Wert darauf, mit ihren Freund:innen über alles reden zu können. Ebenfalls 70 Prozent ist es wichtig, dass man füreinander da ist, »auch wenn die ganze Welt zusammenfällt«.

Freund:innen helfen also nicht nur, wenn der Alltag wieder einmal nervt, sondern machen auch die guten Zeiten erst richtig gut. Klar kann man sich rund um die Uhr mit einem der hypermodernen KI-Tools sympathische, ewig freundliche, wertschätzende Sparringpartner:innen ins Haus holen, aber man kann kein einziges echtes, herzliches, persönliches Gespräch damit ersetzen.

Und auch wenn man alles googeln kann, die richtigen Antworten kommen oft nur von Menschen, die uns wirklich kennen.

Der Mensch als Beziehungswesen: Soziale Kontakte und Freundschaften sind keine Selbstläufer. Zurücklehnen und sagen »Please make me happy« – das funktioniert nicht.

Freundschaft ist eine lohnende emotionale Investition – nicht nur in eine schöne gemeinsame Lebenszeit, sondern auch in die Freude, die man mit besonderen, selbst gewählten Menschen teilt, genauso wie das Leid, das zu unserem Menschsein auf dieser Erde gehört.

»Freunde sind die Familie, die wir uns selbst aussuchen.«
(EDNA BUCHANAN)

Viele sitzen daheim und denken sich: »Warum meldet sich keiner?« Dabei haben sie selbst seit Monaten keinen Anruf getätigt. Freundschaft bedeutet, in Vorleistung zu gehen. Nicht weil man muss, sondern weil man will und weil man verstanden hat, dass Beziehungspflege kein One-Way-Ticket ist.

Ich gebe es zu, ich bin so eine Art Freundschaftsaktivist und glaube fest daran: Freundschaft beginnt mit Eigeninitiative.

Ich selbst lade zum Beispiel regelmäßig mit großer Begeisterung gemeinsam mit meiner lieben Frau Margit im Sommer zu »Cool am Pool« zu uns in den Garten ein. Dazu kommen liebgewonnene Menschen in unterschiedlichen Konstellationen. Es ist keine Pflichtveranstaltung, sondern eine liebgewordene, ehrliche Tradition mit echten Begegnungen. Ich koche, ich plane und ich bringe auch mit Leidenschaft und wohlüberlegt Leute zusammen, die in meinen Augen zueinander passen. Ich investiere Zeit in die Vorbereitungen und überlege mir die eine oder andere Überraschung. Nicht aus Pflicht oder weil es von mir erwartet wird, sondern weil es mir selbst großen Spaß macht und ich daran glaube, dass sich Lebensfreude potenziert, wenn man sie mit lieben Freund:innen teilt. Margit ist der Aufwand, den ich betreibe, manchmal zu groß. Sie denkt berechtigterweise an das Pre- und Post-Party-Chaos, doch es gelingt mir immer wieder, sie mit meiner Gastgeberfreude anzustecken. Sie hat natürlich recht, ich kann es auch schon mal übertreiben. Ich bin einer, der alles akribisch in kleinen Schüsseln, Tellerchen und Schälchen vorbereitet und wochenlang Kochbücher durchstöbert. Manchmal schaut es bei uns in der Küche vorher wie in einem Gourmettempel und nachher wie im Stadion nach einem Rockkonzert aus.

Habe ich schon erwähnt, dass ich ausgefallenes Geschirr liebe und extra einen neuen Schrank kaufen musste, um es verstauen zu können? Aber das ist eine andere Geschichte ...

Zurück zum Thema.

Es sind oft diese Feste oder auch spontane Treffen in der Stadt, die große Bindung schaffen. Man lacht, isst, redet, blödelt und geht mit einem besseren Lebensgefühl heim, als gestresst vom Job direkt nach Hause zu kommen.

Die Psychologie der Freundschaft oder warum unser Gehirn Gesellschaft liebt: Freundschaft ist keine romantische Idee, sondern biologisch tief verankert. Der Mensch ist ein Herdentier, aber im besten Sinne. Unser Gehirn schüttet bei sozialer Interaktion Oxytocin aus, das Stress reduziert und Glücksgefühle steigert. Wer redet, leidet weniger. Wer dazugehört, lebt gesünder.

Psychologisch sind Freund:innen unsere Resonanzfläche. Sie reflektieren, geben Feedback, halten uns manchmal auch den Spiegel vor. Und sie sind da, wenn wir uns selbst nicht so genau erkennen. Besonders in Krisen zeigen sich echte Freund:innen – nicht weil sie große Lösungen bringen, sondern weil sie einfach auftauchen und für uns da sind.

Freundschaft, die Kunst der echten Nähe. Freund:innen kann man sich bekanntlich aussuchen, Verwandtschaft (leider) nicht. Schon allein deshalb ist Freundschaft etwas extrem Besonderes, Supercooles! Man darf auswählen, wer an seiner Seite marschiert, wer am Lagerfeuer mit einem lacht und wer einem auch dann noch die Hand reicht, wenn man nicht gerade Standing Ovations entgegennimmt, sondern eher matt, müde und ungebügelt durchs Leben stolpert.

Doch so wie es den Moment gibt, wo ich vor meinem Kleiderkasten stehe und mich frage: »Brauche ich dieses ausgeleierte, ausgewaschene T-Shirt aus den 90ern wirklich noch?«, sollte man auch bei Freundschaften hin und wieder einen großen Ausmisttag durchführen. Denn leider gibt es sie, diese Spezialist:innen, die ganz »spontan« anrufen, um Rat, Trost, Geld oder zumindest einen Chauffeurdienst bitten und das Ganze mit dem wohlklingenden Etikett »Freundschaft« tarnen. Wenn man aber selbst einmal jemanden *braucht*, dann sind genau diese Kandidat:innen schneller weg als ein Gratisbuffet nach der Eröffnung.

»Du, natürlich helfe ich dir gerne, nur übermorgen ... Leider, so schade, da muss ich meiner kranken Großmutter Kuchen und Wein bringen ... Aber das verstehst du sicher. Gerne ein anderes Mal. Du weißt ja, ich bin jederzeit für dich da!«

Das ist der Moment, in dem man sehr sensibel sein muss. Denn Freundschaft ist keine Einbahnstraße, sondern eine wechselseitige Autobahn, mal fährt der eine, mal der andere, aber beide zahlen Maut in Form von Aufmerksamkeit, Zeit, Hilfe und echter Anteilnahme.

Ich habe es besonders während der Pandemie erlebt. Als plötzlich nicht mehr Feste, coole Veranstaltungen und Halligalli im Vordergrund standen, sondern abseits von gesundheitlichen Aspekten Fragen wie: »Wie geht es beruflich weiter?« oder »Was mache ich mit meinen Mitarbeiter:innen der Agentur?« – da hat sich die Spreu vom Weizen getrennt. Plötzlich war klar, wer zuhört, wer Ideen liefert oder einfach nur den Mut hat, gemeinsam zu schweigen. Und genau das ist manchmal mehr wert als tausend Ratschläge von Leuten, die sonst immer alles besser wissen.

Natürlich lebt Freundschaft auch vom Gegensätzlichen. Ein Abend, an dem man mit Freund:innen lacht, feiert und über völlig belanglose Dinge philosophiert – etwa, ob Koriander als geheime Offenbarung einfach ein Muss auf asiatischen Speisen ist oder ein kulinarisches Verbrechen, das nach Seife schmeckt –, kann genauso heilsam sein wie ein tiefes Gespräch über Ängste, Sorgen und Zukunftspläne. Die Fähigkeit, zwischen Leichtigkeit und Ernst zu wechseln, macht echte Freund:innen aus.

Manchmal sind es die alten Geschichten, die Freundschaften unzerstörbar machen. Eine meiner Ex-Freundinnen ist heute eine dieser Konstanten – kein täglicher Kontakt, kein ständiges »Was machst du?«-Geplapper, aber wenn wir uns sehen, dann ist alles da: Vertrautheit, Verständnis und das gemeinsame Archiv an lustigen Erlebnissen und gemeinsam erlebten Peinlichkeiten, die bitte nie das Licht der Öffentlichkeit sehen sollten.

Ein:e Freund:in, so heißt es, ist jemand, der dich kennt und trotzdem mag. Oder – in ironischer Abwandlung – jemand, der dich so gut kennt, dass er genau weiß, wann und warum er dich nicht mag, es dir aber nicht übelnimmt.

Besonders schön finde ich, dass Freundschaften sich oft über Jahre entwickeln und manchmal auch lange Pausen überstehen. Mit meiner »Boygroup«, zwei Uraltspezln, geht es einmal jährlich gemeinsam in den Urlaub. (Unsere Frauen meinen, dass wir nach dem Urlaub immer so aussehen, als könnten wir jetzt noch einen gebrauchen.) Zwischen Meer, Beachvolleyball und Cocktails am Abend gelingt es uns immer wieder, vom oberflächlichen Smalltalk in tiefgründige Gespräche einzutauchen. Es ist fast magisch: Wir docken jedes Mal nahtlos dort an, wo wir aufgehört haben. Ich finde das wunderschön.

Alles eitel Wonne mit der Freundschaft? Nein! Es gibt auch die Kehrseite der Freundschaft oder dessen, was wir dafür halten: Wer zu sensibel, zu offen, zu hilfsbereit ist, läuft Gefahr, ausgenutzt zu werden.

Ich kenne das Gefühl gut: Man ist für andere da, springt ein, hört zu, tröstet, und plötzlich merkt man, dass man selbst leer ausgeht, während sich diese:r »Freund:in« längst wieder in der Wohlfühlzone sonnt.

Das tut weh. Aber genau da ist es wichtig, Grenzen zu setzen, denn Freundschaft darf niemals eine Last sein. Sie soll ein Schatz bleiben, kein Rucksack voller Steine.

Am Ende geht es um Balance: geben und nehmen, zuhören und reden, feiern und weinen, in der Oberflächlichkeit bleiben und in die Tiefe gehen. Wer das mit einem Menschen leben darf, der hat wirklich einen Schatz gefunden. Alle anderen sind, nett gesagt, Bekannte, die man ab und zu gern auf einer Party oder beim Italiener auf eine Pizza trifft. Aber die schönsten Emotionen, die uns tragen, entstehen immer dort, wo echte Freundschaft ist.

Übrigens, jedes Jahr am 30. Juli ist der Tag der Freundschaft, der 2011 von der UN-Generalversammlung initiiert wurde. Dahinter steckte die Idee, neben der Freundschaft zwischen Personen auch die freundschaftlichen Beziehungen zwischen einzelnen Ländern und Kulturen in den Fokus zu rücken. Ich glaube, in unseren wenig friedvollen Zeiten ist das ein doppelt schöner Gedanke.

Was am Ende zählt: Als Arzt habe ich viele Menschen in ihren letzten Wochen begleitet. Einer der häufigsten Sätze war: »Ich hätte mehr Zeit mit meinen Freund:innen verbringen sollen.« Niemand sagt: »Ich hätte mehr Zeit im Büro verbringen sollen.« Freundschaften sind das unsichtbare Rückgrat unseres Lebens. Sie kosten nichts, aber geben alles.

Freund:innen machen das Leben nicht immer einfacher, aber deutlich heller. Wer darauf wartet, dass Freundschaft passiert, wird lange warten. Wer sie lebt, bekommt sie zurück – nicht immer gleich, nicht immer perfekt, aber ehrlich. Und das ist am Ende das, was bleibt.

Darum mein Appell: Ruf jetzt deine Lebensmenschen an. Ja, jetzt (außer es ist gerade ein Uhr nachts). Leg das Buch zur Seite und melde dich bei diesen für dich besonderen Menschen. Schreib eine Nachricht. Lade jemanden zum Essen ein – nicht weil es einen Anlass gibt, sondern weil es keinen braucht. Freundschaft ist der Anlass.

Am Ende bleibt, dass Freundschaft kein Vertrag ist, sondern ein Versprechen, kein Kalendertermin, sondern ein Gefühl. Wer echte Freund:innen hat, der hat ein Stück Heimat gefunden, egal, wo er sich gerade befindet.

Und wenn man im Leben eines gelernt haben sollte, dann wohl das: Glück verdoppelt sich, wenn man es teilt. Darum ist echte Freundschaft vielleicht der schönste Jackpot des Lebens.

So, tief durchatmen, und weiter geht's …

Die beste Expedition der Welt ist zu zweit – wie man zusammen alt wird, ohne alt auszusehen

Liebe ist bekanntlich eine ernste Sache, aber nur so ernst, wie man sie nimmt. Wer glaubt, dass Partnerschaften ausschließlich aus romantischen Sonnenuntergängen, Herzklopfen und ewiger Harmonie bestehen, der hat wohl noch nie erlebt, wie man gemeinsam versucht, im Möbelhaus die Farbe der neuen Couch auszusuchen.

Doch gerade dort, im Chaos der Alltagssituationen, manifestiert sich die Freude. Denn Freude ist nicht nur das Glitzern in den Augen der frisch Verliebten, sondern das stille Lächeln am Frühstückstisch nach dreißig Ehejahren, wenn man sich gegenseitig den Salzstreuer für das weiche Ei reicht und danach gemeinsam zum Hundespaziergang aufbricht.

Freude in der Liebe bedeutet, nicht nur das Große, Dramatische zu feiern, sondern das Kleine, Wiederkehrende. Sie liegt auch im Humor über die Eigenheiten des anderen, im gemeinsamen Staunen über das, was man schon geschafft hat und im Schmunzeln über das, was noch schiefgehen darf.

Eine gute Ehe ist wie ein spannendes Buch:
Man weiß nie, was auf der nächsten Seite passiert,
aber man freut sich schon aufs Umblättern.

Warum Freude Partnerschaften prägt: Psychologisch betrachtet, ist Freude in Beziehungen wie ein unsichtbares Vitamin: Man sieht sie nicht sofort, aber sie stärkt Immunsystem, Bindungskraft und Belastbarkeit. Die kanadische Psychologin **Shelly Gable** etwa zeigt, dass Paare, die positive Erlebnisse miteinander teilen, deutlich stabilere Beziehungen führen. Man sollte auch die kleinen Siege zelebrieren:

»Schatz, ich habe den Fehler deiner geliebten Smartwatch gefunden und alles neu programmiert. Funktioniert wieder!«

»Super, danke! Weißt du was? Ich spendiere heute Abend eine Pizza! Und ja, ich hole sie auch.«

(Meine Herren: Den Mülleimer nach vier Tagen ständiger Erinnerung endlich zu entleeren, zählt übrigens nicht zu den feierwürdigen Großtaten.)

Der US-amerikanische Paartherapeut **John Gottman** wiederum hat herausgefunden, dass glückliche Paare ein 5 : 1-Verhältnis pflegen: Fünf positive Interaktionen kommen dabei auf eine negative. Das heißt: Wenn man einmal genervt ist, sollte man vorher mindestens fünfmal gelächelt, gewitzelt, gestreichelt oder einfach nur dankbar genickt haben – eine Art Beziehungskonto, das mit einem Freudeguthaben gefüllt ist.

Humor als Beziehungsmedizin: In über dreißig Jahren Ehe, und hier spreche ich als Autor ganz persönlich, habe ich gelernt: Humor ist nicht nur das Salz in der Suppe, sondern manchmal die ganze Suppe. Wer gemeinsam lacht, streitet weniger verbissen. Wer seiner/seinem Partner:in in schwierigen Zeiten ein Lächeln entlockt, hat schon die halbe Schlacht gewonnen.

Ich verrate euch jetzt, liebe Geschlechtsgenossen, eine perfekte Technik, wie ihr eurer Partnerin oder Ehefrau mit Garantie ein Lächeln ins Gesicht zaubert:

Erstens: Nehmt zärtlich ihre Hand.

Zweitens: Schaut ihr tief und bedeutungsvoll in die Augen.

Drittens: Sagt dann mit fester Stimme und felsenfester innerer Überzeugung zu ihr: »Der Herr im Haus bin ich.«

Pause.

Freut euch auf die Reaktion. Es wird lustig, ich verspreche es euch!

Liebe bedeutet, dass man den anderen auch dann umarmt, wenn er zum dritten Mal die Fernbedienung verlegt hat.

Krisen gibt es in jeder Partnerschaft, und genau dann entscheidet sich, ob man sich gegenseitig permanent Vorwürfe um die Ohren schlägt oder dem entspannten, verbindenden Lächeln rasch wieder eine Chance gibt.

Ein schlagfertiger, wertschätzender Spruch, ein augenzwinkerndes Kompliment oder das Grimassenziehen beim Zähneputzen sind manchmal wirkungsvoller als fünfzig Sitzungen bei der Paartherapie.

In einer Beziehung geht es nicht darum, wer recht hat, sondern wer zuerst über den eigenen Schatten springt und über den eigenen Stolz lachen kann.

Überraschungen: Kleine Freuden, große Wirkung. Ehe bedeutet nicht, dass die Überraschungen aufhören, im Gegenteil: Man kann die Freude kultivieren, indem man den Alltag immer wieder mit dem kleinen Unerwarteten würzt. Das kann ein handgeschriebener Zettel in der Jackentasche sein: »Du bist mein Lieblingsmensch«, ein spontaner Blumenstrauß, ein Frühstück ans Bett oder einfach nur das aufrichtige »Danke, dass es dich gibt« mitten zwischen Steuererklärung, Agentur-Wahnsinn und Wäschebergen.

Der britische Psychologe und Zauberkünstler **Richard Wiseman** – ich mag ihn sehr und kann ihn und seine Bücher nur wärmstens empfehlen – hat in seinen Studien zur Glücksforschung gezeigt, dass Dankbarkeit und kleine Gesten der Wertschätzung wie emotionale Booster wirken. Sie verlängern die Freude, nähren die Bindung und machen aus Alltagsmomenten Liebeserlebnisse.

Es gibt auch sehr amüsante Videos und psychologische Tests von Richard Wiseman im Netz.

ZWEI BEISPIELE:

Die Freude am Unperfekten: Ein perfektes Leben? Laaangweilig! In jeder Beziehung gibt es Ecken, Kanten und Stolperfallen, und genau diese machen das Abenteuer aus.

Freude bedeutet auch, den anderen mit all seinen Anwandlungen zu lieben.

Wer seit dreißig Jahren verheiratet ist, weiß: Man kann jemanden wegen seiner Macken lieben oder trotzdem. Beides ist ein Grund zur Freude.

Gemeinsame Rituale, gemeinsame Freude. Junge Paare können von Anfang an lernen, dass Freude kein Zufallsprodukt ist, sondern eine Entscheidung. Gemeinsame Rituale, der Sonntagsspaziergang, das wöchentliche Spieleduell, das gemeinsame Kochen mit anschließendem Chaos in der Küche schaffen Inseln der Freude, die eine Beziehung langfristig tragen.

Studien der Psychologin **Laura Carstensen** von der Stanford University belegen: Paare, die ihre gemeinsamen Erlebnisse bewusst zelebrieren, haben eine größere emotionale Stabilität. Freude ist also nicht nur eine Stimmung, sie ist ein Beziehungsstil.

Dankbarkeit als leiser Jubel. Freude in der Liebe ist nicht immer laut. Manchmal ist sie still: das leise »Wie schön, dass du da bist« oder das »Ich hab dich einfach lieb«. Die dankbare Umarmung nach einem anstrengenden Tag. Das gemeinsame Lachen über eine alte Erinnerung. Freude bedeutet, den anderen nicht für selbstverständlich zu nehmen, sondern immer wieder aufs Neue zu sehen: »Wie wunderbar, dass ich genau diesen Menschen an meiner Seite habe.«

Ich liebe dich mit meinem ganzen Hintern! Ich würde ja lieber Herz sagen, aber mein Hintern ist größer!

Die Expedition Freude zu zweit: Liebe und Freude sind kein einmaliger Glücksfall, sondern ein gemeinsames Meisterstück, wenn wir es richtig machen.

Wer Humor, Dankbarkeit, kleine Überraschungen und das Zelebrieren des Unperfekten als feste Reisebegleiter mitnimmt, der hat nicht nur eine Partnerschaft, sondern ein Abenteuer. Ein spannendes Abenteuer trägt auch durch schwere Zeiten. Und mit jemandem zu lachen, den man liebt, das ist die größte Freude von allen.

Wenn wir dann nach Jahrzehnten zurückblicken, erkennen wir: Die größte Freude bestand darin, die Reise nicht allein zu machen.

Und genau deswegen gehen wir jetzt weiter …

Die Kunst, sich selbst zuzuhören

Freude ist leicht, Freude ist tief, und manchmal liegt sie gut verborgen wie in einer versteckten Höhle, geschützt durch erste neugierige Blicke.

Als Expeditionsleiter bin ich natürlich auch hier immer bestens mit Taschenlampe und Kletterseil ausgestattet, um auf meiner »Freude-Trackingtour« Menschen auf verschlungenen Pfaden zu begegnen, die dieser Emotion ebenso gerne auf den Grund gehen und sie im Alltag sichtbar machen möchten, so wie ich.

Hannah Panidis ist eine von ihnen. Als Expertin für Kommunikation, Respekt und Begegnungsqualität lädt sie dazu ein, genauer hinzusehen:

Wo entsteht Freude, wenn es knirscht? Wie lässt sie sich kultivieren, ohne in Floskeln zu verfallen? Und warum ist Achtsamkeit dabei so etwas wie ihr innerer Kompass?

Mit Humor, Klarheit und spürbarer Leichtigkeit zeigt Hannah in diesem Gespräch, wie Freude zu einer Haltung werden kann, die uns im Alltag trägt – auch dann, wenn Termine überquellen, Konflikte entstehen oder das Leben uns herausfordert.

Liebe Hannah, du sprichst oft von Begegnungsqualität. Wo genau versteckt sich die Freude, wenn Begegnung bedrückt statt inspiriert?

Freude zeigt sich dort, wo Menschen einander Bedeutung schenken. Das gelingt uns gut, wenn wir gleiche Meinungen haben und ähnliche Werte vertreten. Da sehen und bestärken wir einander. Schwierig wird es, wenn wir auf Menschen treffen, die ganz anders sind als wir. Hier sind wir schnell im Bewertungsmodus und es fängt an zu knirschen. Die Freude versteckt sich dann hinter unseren schnellen Zuschreibungen und dem fehlenden Interesse füreinander.

Du sagst, der falsche Umgang mit Dankbarkeit entwertet Freude. Erinnern dich Formulierungen wie »nicht der Rede wert« tendenziell an den Tod der Freude?

Sie sind vielleicht nicht der Freude Tod, aber sie machen aus Großzügigkeit eine Buchhaltung. Aus »Ich wollte dir eine Freude machen« wird ein imaginäres Konto: »Beim nächsten Mal zahle ich«, »Ich schulde dir was«, »Nicht dafür«, »War doch nichts«. Solche Floskeln verschieben die Dankbarkeit hin zur Abrechnung. Ein »Gern geschehen« ist da viel wertschätzender. Denn damit relativieren wir die Freude des anderen nicht, wir gehen auf sie ein, indem wir die Dankbarkeit annehmen. Für die gebende Person war es nämlich sehr wohl der Rede wert; sie möchte sichtbar machen, dass ihr etwas gefallen hat. Wenn diese Anerkennung angenommen wird, können sich beide darüber freuen, und es entsteht keine Ausgleichslogik.

Wie kann Achtsamkeit uns helfen, Freude im Alltag zu entdecken – jenseits von Yoga und Meditationskissen?

Achtsamkeit ist für mich eine der wichtigsten Zutaten, damit Kommunikation gelingt und Begegnungen Freude bringen. Durch sie nehmen wir viel mehr Facetten an Menschen wahr, wir entdecken Gemeinsamkeiten und führen insgesamt bereichernde Gespräche. Im Miteinander zeigt sie sich beispielsweise, wenn wir Zuhören, nachdem wir eine Frage gestellt haben. Sie zeigt sich, indem wir Blickkontakt halten und uns nicht ablenken lassen. Oder wenn wir uns vor Terminen eine Minute Zeit nehmen mit der Frage: »Was braucht der andere gleich von mir?«

Ist Leichtigkeit eigentlich dein zweiter Vorname oder hast du sie dir hart antrainiert mit Kamillentee und Schweigen im Wald?

Ich übe sie seit vielen Jahren, allerdings nicht durch Mittel von außen, sondern durch einen ehrlichen Blick nach innen. Wenn wir erkennen, dass wir fehlbar sind und Schwächen haben, können wir sie auch anderen Menschen zugestehen und zeitweise über sie hinwegsehen. Wenn wir unsere eigenen Makel weder kennen noch aushalten, wie wollen wir dann mit Leichtigkeit reagieren, wenn wir sie bei anderen sehen?

Wenn jemand sagt »Ich habe keine Zeit für Freude« – ist das dann eher arrogante Respektlosigkeit sich selbst gegenüber?

Für mich klingt das eher wie ein Alarmsignal. Wer sich keine Zeit für Freude zugesteht, verliert leicht den Blick für das Schöne im Alltäglichen. Das ist bedauerlich, denn genau dieser Blick stärkt unsere Beziehungen, weil Freude immer dann entsteht, wenn wir nicht nur Fehler benennen, sondern auch Fähigkeiten und Erfolge sichtbar machen. Das Paradoxe ist: Es braucht dafür kaum zusätzliche Zeit. Ein ehrlicher Dank im richtigen Moment, ein aufrichtiges Lob oder ein persönlicher Anruf reichen aus, um diese kleinen Momente der Freude zu kultivieren.

Hast du schon einmal Freude erlebt, die so leise war, dass sie fast unheimlich wirkte und trotzdem ansteckend war?

Ja, sehr oft sogar. Viele Menschen freuen sich nicht laut, sondern durch ein Schmunzeln, durch einen tiefen Atemzug, ein fröhliches Lächeln oder durch ein Grinsen aus Erleichterung. Diese Freude steckt an, weil sie Sicherheit ausstrahlt. Sie ist nicht spektakulär, aber sie trägt manchmal länger als das große Lachen.

In deinem Podcast DENKRAUM *diskutierst du oft über das Glück. Was macht eine Begegnung achtsam und gleichzeitig richtig freudvoll?*

Für mich kommt Achtsamkeit dadurch zum Ausdruck, dass wir Interesse zeigen, Fragen stellen und nicht sofort lospreschen mit dem, was wir zu sagen haben. Es ist eine gewisse Zurückhaltung, die nicht bedeutet, dass man sich nicht am Gespräch beteiligt, sondern die uns hilft, bewusster und ausgewählter zu kommunizieren. Dadurch geben wir anderen eine Bühne oder schenken ihnen Bedeutung. Es ist menschlich, dass man sich an diesem Gefühl des Gesehenwerdens erfreut.

Welche Achtsamkeitstools empfiehlst du, um innere Freude wiederzufinden? Hast du vielleicht einiges selbst entwickelt?

Ich arbeite weniger mit Tools als mit Routinen der Selbstreflexion. Nach wichtigen Begegnungen blicke ich kurz zurück: Was habe ich gesehen, was übersehen? Wo war ich präsent, wo im Autopilotmodus? Manchmal kann ich diese Fragen selbst beantworten, andere Male hole ich mir Feedback von meinen Gesprächspartner:innen. Es geht mir darum, einen möglichst genauen Blick auf mich zu entwickeln, der mir Sicherheit gibt im Auftreten. Diese Sicherheit lässt mich leichter und freundvoller sein.

Wie bringst du Respekt mit Freude zusammen, ohne dass es klingt wie »Freude nur für nette Menschen«?

Respekt ist nicht zwingend nett und bringt auch nicht immer Freude. Ich glaube, das müssen wir auseinanderhalten. Jemanden zu respektieren, kann beispielsweise eine gute Basis sein, um Konflikte auszutragen, weil wir uns bemühen, einander zu verstehen. Es ist aber keine Garantie – und die soll es auch nicht sein –, dass wir uns später einig sind. Man kann sehr respektvoll miteinander umgehen und trotzdem eine Kritik formulieren oder im Dissens auseinandergehen. Das führt nicht zu Freudensprüngen, und das ist in Ordnung.

Wie schaffst du in deinen Respekt-Trainings Freude ohne Floskeln, die wirklich spürbar ist?

Ich beginne mit ein paar Vereinbarungen, die erst mal keine Freude auslösen. Eine davon ist, dass die Teilnehmer ihre Handys und Laptops für die Dauer des Trainings in der Tasche lassen und nur in den Pausen nutzen. Das löst erst mal keine Freude aus, aber während des Tages ermöglicht uns die dadurch gewonnene Präsenz, dass eine ganz neue Freude entstehen kann, die es mit digitalen Ablenkungen nicht gäbe. Beispielsweise lernt man Kolleg:innen manchmal ganz neu kennen, weil man ihnen uneingeschränkt zuhört. Das ist eine schöne Achtsamkeitsübung, die uns allen guttut.

Man sagt, wer Fröhlichkeit lebt, gilt als naiv und weltfremd. Wie reagierst du innerlich und öffentlich darauf?

Bisher wurde ich mit dieser Aussage nicht konfrontiert. Ich kann mir vorstellen, dass es weniger die Fröhlichkeit ist, die als naiv und weltfremd bezeichnet wird. Leichtigkeit mögen wir schließlich alle und wir wünschen sie uns oft auch für uns selbst. Es ist wohl eher die Leichtfertigkeit, die als gefährlich wahrgenommen wird. Leichtigkeit erkennt die Schwere von etwas an und wählt trotzdem einen zugewandten Blick. Leichtfertigkeit ist naiv und verschließt die Augen vor den Herausforderungen und Risiken im Leben. Das kann uns später zum Verhängnis werden und wird zu Recht kritisch gesehen.

Gibt es Momente in deinem Alltag, in denen du regelmäßig lachst, selbst wenn du es eigentlich gar nicht mehr witzig findest?

Oh ja, Familienorganisation im Kalender ist eine verlässliche Quelle. Schule, Kundentermine, Sportpläne. Da verzweifle ich regelmäßig. Ich wähle manchmal ganz bewusst den Humor als Entlastung für die Absurdität und meine Überforderung. Das

Lachen löst nicht das Problem, aber es macht die Luft wieder atembar. Irgendwann kommt die Klarheit zurück. Und oft auch eine gute Lösung.

In welchem Lebensbereich würdest du dir selbst manchmal gern mehr Leichtigkeit gönnen, aber dein »erwachsenes Ich« funkt dazwischen?

Familie und Beruf unter einen Hut zu bringen, verdient in meinem Leben mehr Leichtigkeit. Das Gefühl, eines der beiden zu vernachlässigen, begleitet mich mehr, als es mir lieb ist. Wenn die Arbeit im Fokus ist, sorge ich mich, dass die Familie zu kurz kommt, und umgekehrt. Zu verstehen, dass ich nicht immer allem und jedem gerecht werden kann, ist anspruchsvoll. Milde mit mir selbst würde hier den nötigen Raum zur Freude schaffen. Ich übe weiter ...

Gibt es Menschen, die dich hier zum Thema Freude, Leichtigkeit, Humor und Respekt besonders inspirieren, von denen du gerne lernst oder gelernt hast?

Mich inspirieren Menschen, die Klarheit und Wärme verbinden. Menschen, die sich Herausforderungen stellen, schwierige Gespräche führen und dabei freundlich bleiben. René Borbonus ist einer dieser Menschen, denen das gelingt. Er ist Vorbild und Mentor zugleich. Im Alltag sind meine Kinder die größten Lehrmeister. Sie erinnern mich, wie man einfach allem mit Neugier begegnen und über Kleinigkeiten staunen kann. Und nicht zuletzt ist es mein Mann, der mir jeden Tag zeigt, wie Freude authentisch gelebt werden kann. Er ist die personifizierte Leichtigkeit. Ich habe noch nie erlebt, dass er schlecht gelaunt nach Hause kommt oder grummelig und störrisch ist. Er kann jeder noch so stressigen Zeit und jeder schwierigen Situation etwas Schönes abgewinnen.

Du weißt ja, meine Liebe gilt der Heiterbildung und dem gepflegten Humor. Welcher Satz von »Humor-Sittenwächtern« macht dich sofort kribbelig, etwa: »Das darf man aber nicht sagen!« oder »Das ist nicht professionell«?

Ich versuche, solche Sätze und vor allem die Menschen, die sie sagen, nicht zu verurteilen. Ganz oft liegt dem nämlich eine berechtigte Sorge zugrunde. Wenn wir verstehen, aus welcher Perspektive heraus sie gesagt werden, können wir sie einordnen und dadurch besser mit ihnen umgehen. Oft wollen wir etwas beschützen, sei es die Professionalität oder die Würde eines Menschen. Das sind keine schlechten Motive, sie dürfen nur nicht dazu führen, dass uns die Leichtigkeit und der Humor abhandenkommt.

Wenn Humor Medizin ist, was wärst du – Lachzäpfchen, Ironietropfen oder ein richtig hochdosiertes Respekt-Lachgas?

Ich wäre gern eine milde, aber präzise Dosis Ironie, gut verträglich, schnell wirksam, nie gegen Menschen, gern gegen Eitelkeiten. Humor ist für mich ein Korrektiv der Selbstüberhöhung: Er erdet und verbindet. Menschen, die humorvoll sein können, ohne andere zu treffen, beeindrucken mich.

Liebe Hannah, vielen Dank für deine Lebenszeit, die du mir geschenkt hast, um dieses wunderbare Gespräch zu führen.

Was nehme ich mit auf meine weitere Reise?

Du hast deutlich gemacht, dass Freude kein Zufallsprodukt ist, sondern eine bewusste Entscheidung im Miteinander. Sie versteckt sich nicht nur im großen Lachen, sondern auch im leisen Schmunzeln, im Zuhören, in ehrlicher Dankbarkeit. Freude kann durch Achtsamkeit, Selbstreflexion und Respekt gestärkt werden und sie gewinnt an Kraft, wenn wir sie annehmen, statt sie kleinzureden. Auch Humor spielt für dich dabei eine Schlüsselrolle: als Ventil, als Verbindung und als freundliches Korrektiv unserer Eitelkeiten.

Wer tiefer in die Arbeit von Hannah Panidis eintauchen möchte, findet auf ihrer Webseite wertvolle Impulse rund um respektvolle Kommunikation. In ihrem Podcast *DENKRAUM* eröffnet sie zudem regelmäßig neue Perspektiven auf das, was uns bewegt und zeigt, wie Achtsamkeit und Freude im Alltag Gestalt annehmen können.

Hannah Panidis
Website: https://www.hanna-panidis.de/
Podcast: *DENKRAUM* auf Spotify oder Apple Podcasts

Das Freudekonto oder warum das Geben uns reicher macht

Die Suche geht weiter … Apropos Suche: Manchmal suchen wir die Freude wie den Autoschlüssel – überall, nur nicht dort, wo sie liegt. Wir hetzen durchs Leben, scrollen durch Newsfeeds, kaufen uns Dinge, die wir nicht brauchen, und wundern uns, dass die Freude uns trotzdem nicht anspringt. Dabei wäre der Fundort so simpel wie unscheinbar: bei anderen Menschen. Genauer gesagt findet man Freude, wenn man anderen eine Freude macht.

Auf meiner Expedition zu den versteckten Orten der Freude bin ich nämlich fündig geworden – in der Nachbarschaft, im Pflegeheim, in der Suppenküche für Obdachlose. Freude entsteht, wenn wir anderen Menschen helfen, für sie da sind und ihnen etwas Gutes tun.

Klingt wie aus einem Kalenderblatt mit Sonnenuntergangsbild, oder?

Mag sein. Aber jetzt kommt's: Es ist wissenschaftlich belegt.

Für die Studie 7/25 von Marketagent (www.marketagent.com) wurden 3143 Menschen in Deutschland, Österreich und der Schweiz befragt. Sie zeigt:

Wer sich ehrenamtlich für andere engagiert, lebt nicht nur glücklicher, sondern auch gesünder, aktiver und mit einem dickeren Freudekonto.

Die Zahlen sprechen eine klare Sprache

- **LEBENSZUFRIEDENHEIT:** 78 Prozent der Ehrenamtlichen sind zufrieden mit ihrem Leben – in der Gesamtbevölkerung sind es nur 65 Prozent.
- **GLÜCKSGEFÜHL:** 77 Prozent bezeichnen sich als glücklich – versus 63 Prozent insgesamt.
- **SELBSTWERT:** 71 Prozent der Engagierten haben ein gutes bis

sehr gutes Selbstwertgefühl – in der Gesamtbevölkerung sind es nur 58 Prozent.

- **KÖRPERLICHE FITNESS:** 47 Prozent fühlen sich fitter, 50 Prozent bewegen sich mehr.
- **SINN DES LEBENS:** 70 Prozent sagen, ihr Leben sei sinnvoll – insgesamt sind es nur 57 Prozent.

Das ist schon beachtlich. Das ist der Unterschied – lass mich das plakativ formulieren – zwischen einem trüben Novembertag und einem Sommertag am See.

Ich finde, Hilfsbereitschaft ist irgendwie wie Schokolade: Man kann kaum aufhören, wenn man einmal angefangen hat.

Warum das so wirkt: Wer gibt, gewinnt nicht nur moralisch. 65 Prozent der Ehrenamtlichen haben durch ihr Engagement neue Freundschaften geschlossen, 60 Prozent neue Fähigkeiten gelernt, und 58 Prozent sind emotional ausgeglichener. Kurz gesagt: Helfen ist der beste Multivitamindrink für Gehirn und Herz.

Psycholog:innen nennen das »Helper's High«: Der Körper schüttet beim Unterstützen Endorphine aus wie beim Sport. Nur dass man, statt ins Fitnessstudio zu rennen, auch einfach der alten Nachbarin beim Einkauf helfen kann und dafür nicht nur ein Lächeln, sondern ein von Herzen kommendes »Dankeschön« kassiert, das länger wirkt als jeder Eiweißshake.

In einem Experiment in den USA bekamen Studierende fünf Dollar. Manche durften sie selbst behalten, andere wurden motiviert, etwas davon zu verschenken. Die großzügige Gruppe fühlte sich danach deutlich glücklicher und verbundener.

Am schönsten ist es natürlich, wenn beim Helfen beide Seiten strahlen. Denn auch das Empfangen von Unterstützung hat seine eigene Magie. Die richtige Hilfe im richtigen Moment kann den Glauben an das Gute im Menschen nicht nur auffrischen, sondern regelrecht aufpolieren.

Und das Beste: Helfen ist hochgradig ansteckend. Wer einmal erlebt, wie sich Mitgefühl und Großzügigkeit anfühlen, steckt sich unweigerlich damit an und verteilt diese Freundlichkeit weiter – nicht nur an die ursprünglichen Helfer:innen, sondern rundherum, auch an völlig Unbeteiligte. Ein 360°-Freudebooster quasi!

So entsteht eine kleine, feine Kettenreaktion: Ein Akt der Hilfe zieht den nächsten nach sich, und plötzlich rollt eine Lawine aus guten Taten durchs Leben.

»Wenn Sie auf einen Menschen ohne Lächeln treffen – schenken Sie ihm eins von Ihren!«
(CHARLIE CHAPLIN)

Das Freudekonto und wie man es füllt: Ja, ich habe es das »Freudekonto« genannt. Jeder Akt des Helfens ist eine Einzahlung – nicht in Euro, sondern in Form von innerer Zufriedenheit, Sensibilität für den Augenblick und Sinn. Das Konto wächst mit jedem Gespräch, jedem kleinen Einsatz, jedem »Ich bin für dich da«.

Aber – und jetzt kommt der unbequeme Teil – das funktioniert nur, wenn es ehrlich gemeint ist. Wer hilft, um Likes zu sammeln oder sich selbst zu feiern, wird bald merken: Das Freudekonto erkennt Fake-Einzahlungen.

Kennst du dieses Zitat?

»Die Nächstenliebe wächst mit dem Quadrat der Entfernung.«

Das trifft es auf den Punkt. Spenden-Daueraufträge für die Entwicklungshilfe in Afrika sind eine wunderbare Sache, spiegeln aber nicht den emotionalen Mehrwert einer persönlichen, engagierten Hilfe im direkten Umfeld im eigenen Land wider.

Die Stolpersteine des Helfens: Ja, die gibt es, und Helfen ist kein Ponyhof.

- **ZEIT:** Ehrenamt frisst Stunden, und die haben viele nicht im Überfluss.
- **ENERGIE:** Wer ständig gibt, muss auch lernen, auf sich selbst zu achten, sonst brennt die Kerze an beiden Enden.
- **FRUSTFAKTOR:** Nicht jede Hilfe wird dankbar angenommen. Manchmal stößt man auf Misstrauen oder Ablehnung.
- **GRENZEN:** Man kann nicht allen helfen, und wer es versucht, landet schnell im Burn-out oder in der Selbstaufgabe.

Trotzdem zeigt die Studie: Selbst kleine, gezielte Hilfen bringen schon spürbar mehr Freude, und zwar ohne dass man gleich sein ganzes Leben auf den Kopf stellen muss.

An dieser Stelle muss ich mich outen: Ich war auch so einer, der bei jeder Hilfsaktion, bei jedem Spendenaufruf »HIER« geschrien hat. Besonders empfänglich war ich – zum Leidwesen meiner Frau – bei überfallsartigen Besuchen von Organisationen an der Wohnungstür. Die gut geschulten Akquisiteur:innen der guten Sache spürten selbstverständlich rasch meine soziale Ader, um mir dann mittels berührender, schicksalhafter Beispiele zu vermitteln, wie dringend meine Unterstützung denn wäre. Natürlich hatte ich für alles volles Verständnis, offene Ohren und vor allem eine offene Brieftasche. Was ich da schon alles unterschrieben habe … Mittlerweile bin ich – zur Freude meiner Frau – etwas resistenter gegenüber Unterstützungsanfragen geworden und fokussiere mich neben der proaktiven Unterstützung der CliniClowns auf ein paar ausgewählte soziale Einrichtungen, und das mit Leib und Seele. Das macht mir unsagbar viel Freude!

Warum wir sofort anfangen sollten: Die Marketagent-Zahlen machen klar: Helfen ist kein Altruismus, es ist auch Selbstfürsorge. Wer anderen beisteht, stärkt die eigene Widerstandskraft, baut Stress ab, lebt gesünder, achtsamer und leidenschaftlicher. Oder um es einfach zu sagen: Helfen ist eine Investition, bei der sich das Glück auf beiden Seiten vermehrt.

Vielleicht sollten wir also überlegen, die unproduktiven Stunden unserer Arbeitswoche nicht mehr mit dem sinnlosen Sortieren von E-Mails zu verbringen, sondern mit etwas, das Freude multipliziert. 51 Prozent der Befragten sind dafür, und ich wette, die anderen 49 Prozent haben es einfach noch nie ausprobiert. Diesen 49 Prozent, aber natürlich auch allen anderen Menschen, möchte ich in diesem Zusammenhang eine tolle Initiative vorstellen und zur Nachahmung im eigenen Unternehmen empfehlen:

Das Projekt »Social Friday«

(Also ich würde das natürlich gleich übersetzen mit »FREUTAG«.)

Social Friday ist eine Aktion, die darauf abzielt, die unproduktive Zeit am Freitagnachmittag in Unternehmen für gemeinnützige Zwecke zu nutzen. Die Idee stammt vom Schweizer Unternehmer **Fikret Zendeli**, der mit seiner Firma Bautechnik Zendeli AG damit begonnen hat. Er hat das Konzept auch in anderen Ländern bekannt gemacht und möchte es weltweit verbreiten.

Idee und Ziel: Viele Unternehmen erleben, dass die Produktivität am Freitagnachmittag stark abnimmt, da die Mitarbeiter:innen sich gedanklich bereits im Wochenende befinden. Social Friday sieht vor, diese Zeit für soziale Aktivitäten zu nutzen, wie zum Beispiel Mithilfe in Altersheimen, Kindergärten oder bei der Unterstützung von Obdachlosen. Durch die Zusammenarbeit in sozialen Projekten sollen das Gemeinschaftsgefühl und das soziale Bewusstsein der Mitarbeitenden gefördert werden.

Social Friday soll nicht nur den Mitarbeitenden eine weitere sinnvolle, in dem Fall karitative, Tätigkeit neben ihrem Brotjob bieten, sondern auch den sozialen Einrichtungen helfen und gleichzeitig das Image des Unternehmens verbessern.

Mehr Infos dazu findest Du hier:

Ich habe mich natürlich auch in meinem Heimatland Österreich schlau gemacht, wieweit Unternehmen einen Weg finden, nachhaltig an diesem freudvollen Gemeinsamen zu arbeiten.

Dazu habe ich einen sehr geschätzten Wegbegleiter nach seiner Definition zu Freude in diesem Kontext gefragt, der für mich ein wunderbares Beispiel für Veränderung, Innovation und Herzlichkeit ist: **Johannes Gutmann**, Gründer von SONNENTOR.

Er sagt:

»Meiner Meinung nach hast du, Roman, erkannt, was FREUDE im tiefsten Kern ausmacht. Du beschreibst in meinen Augen eine Sinn-Win-Situation. Diese Erkenntnis sollten wir uns nicht nur privat, sondern auch als wegweisend für die Wirtschaft zu Herzen nehmen. Leben und leben lassen. Wir als Unternehmen setzen deshalb auf die Gemeinwohlökonomie. Unser Ziel: ein gutes Leben für alle entlang der Wertschöpfungsketten. Auf diesem Weg ist es für alle möglich, Freude langfristig wachsen zu lassen.«

Die beste Diät für Sorgen ist, anderen Freude zu machen.

Zusammenfassung: Freude ist kein Konsumgut, das man sich kauft. Sie ist eine Beziehung, die man pflegt. Wer anderen Freude macht, steckt mitten in einer Expedition und findet dabei meist mehr, als er gesucht hat. Wir werden nicht alle Katastrophen der Welt verhindern. Aber wir können anfangen, im eigenen Umkreis Hilfefunken zu zünden. Bei den Nachbar:innen, in der Familie, beim Kollegen, der gerade durchhängt. Es mag pathetisch klingen, aber das ist vielleicht die einfachste Form von Weltverbesserung: Fang bei der Freude an. Deine eigene kommt garantiert zurück. Oder anders gesagt:

Freude ist wie Konfetti: Wenn man sie wirft, bleibt immer etwas an einem selbst hängen.

Freude auf vier Pfoten oder warum Tiere die besten Freudecoaches sind

Bei Expeditionen kämpft man ja manchmal mit gefährlichen Raubtieren, mit wilden Bestien. Jetzt ist es auch bei mir so weit.

Auge in Auge stehe ich ihm gegenüber, dem unbarmherzigen Kuschelmonster mit dem flauschigen Fell. Und schon habe ich mich ergeben, denn gegen den treuen Blick habe ich einfach keine Chance.

Der gehört meiner kleinen großen Lehrmeisterin namens Stella. Sie ist eine semmelblonde Labradoodle-Hündin, die unser Leben seit elf Jahren ungemein bereichert. Ich erinnere mich noch sehr gut daran, wie wir das kleine Fellbündel von der Züchterin abgeholt haben und sie auf der Heimfahrt an meinen Arm gekuschelt eingeschlafen ist. Seit damals begleitet sie uns auf vielen Reisen, tollt mit unsagbarer Lebensfreude im Garten herum, war mit mir sogar schon einmal auf der Bühne (du kannst dir vorstellen, wer ab der ersten Sekunde im Mittelpunkt stand) und ist der Liebling bei allen, die uns besuchen. Wir haben Stella zum Therapiehund ausbilden lassen und waren mit ihr in Schulen, in Kindergärten und im Krankenhaus, um großen und kleinen Menschen den richtigen Umgang mit diesem wunderbaren Lebewesen zu zeigen. Wenn es Stella nicht gäbe, müsste man sie erfinden. Daher passt sie auch perfekt in ein Buch über die Vielseitigkeit der Freude!

Es gibt sie nämlich, diese Wesen, die weder Psycholog:innen noch Mediziner:innen sind und trotzdem Expert:innen in Sachen Seelentherapie. Sie haben kein Diplom an der Wand, aber einen unschlagbaren Charme mit Herzverbundenheit. Für meine Frau und mich trägt dieses Naturtalent eben den Namen Stella. Bei anderen heißt diese Therapie auf vier Pfoten Pheli, Lexie, Ferdi oder Hasso. Und jede:r hat das Gefühl, den besten, liebsten und außergewöhnlichsten Hund der Welt zu haben. Und alle haben sie recht!

Jetzt gerade, wo ich diese Zeilen schreibe, sitzt Stella neben mir – warmherzige Knopfaugen, ein Blick zum Dahinschmelzen und eine einzige Mission: Freude schenken. Okay, manchmal wird diese Position auch genutzt, um sich ein Leckerli zu erbetteln, aber das ist eine andere Geschichte …

Ob sie mit ihrem wedelnden Schwanz den Taktstock für gute Laune schwingt oder mich nach dem Frühstück mit einem zarten Stupser aus dem Sessel holt, um endlich spazieren zu gehen, Stella ist meine tägliche Freudetrainerin.

Wenn du einmal erlebt hast, wie ein Hund sich über dein Heimkommen freut, auch wenn du nur kurz den Müll hinuntergebracht hast, dann weißt du: Keine Aktion, keine App und kein noch so lieber Mensch können mit dieser Begeisterung des Moments mithalten. Oder wie eine Freundin von mir – auch Hundebesitzerin – sagt:

»Wenn du wissen willst, was bedingungslose Zuneigung ist, beobachte deinen Hund fünf Minuten lang, wenn er dich begrüßt, dir seine Liebe zeigt, dich mit seinen treuen Augen anschaut und sein Stofftier holt, um mit dir zu spielen. Und dann frag dich, ob du das einem Menschen schenken könntest.«

Die Wissenschaft hinter dem Schwanzwedeln: Natürlich ist diese wahrgenommene Freude nicht nur ein Gefühl, sondern auch messbar. Untersuchungen zeigen, dass der Kontakt zu Tieren den Cortisolspiegel (unser Stresshormon) senkt und gleichzeitig die Ausschüttung von Oxytocin fördert, jenes »Kuschelhormon«, das Vertrauen und Bindung stärkt (einmal spielt das Dopamin nur die zweite Geige!). Schon nach fünfzehn Minuten Streicheln sinkt der Blutdruck messbar. In Kliniken setzt man deshalb Therapiehunde wie Stella ein, die nicht nur Verhaltensmuster sichtbar machen, sondern mit ihrer bloßen Anwesenheit Angst und Schmerz reduzieren können.

Die American Heart Association hat sogar herausgefunden, dass Hundebesitzer:innen länger leben – nicht wegen der Wunderpfote, sondern weil tägliche Bewegung, soziale Kontakte und die seelische Wärme, die Tiere spenden, schlicht gesund sind.

Kurz gesagt: Wer Freude auf vier Pfoten ins Leben lässt, bekommt eine Kombi aus Personal Trainer, Anti-Stress-Coach und Kardiologen gratis dazu.

Freude ist universell – ob Hund, Katze oder Kanarienvogel. Natürlich spricht aus mir die Hundeliebe, aber Freude kennt keine Artgrenzen. Eine schnurrende Katze – auch wir hatten schon einige in unserer Familie –, die es sich genau auf dem Laptop gemütlich macht, während du eine wichtige E-Mail tippen willst, zeigt: »Hey, Pause! Erst streicheln, dann tippen.« Und mal ehrlich: Wer könnte da widerstehen?

Auch kleine Tiere können große Freude auslösen: der Hamster, der sein Laufrad als Formel-1-Strecke betrachtet, der Papagei, der deine Lieblingsmusik mitsingt oder krächzt – laut, falsch, aber voller Inbrunst. Tiere erinnern uns daran, dass das Leben nicht perfekt sein muss, um schön zu sein.

Noch ein schöner Nebeneffekt: Kinder, die mit Tieren aufwachsen, entwickeln häufig ein stärkeres Verantwortungsgefühl und mehr Empathie. Ein Hund, der treu neben ihnen herläuft, ist gleichzeitig Spielkamerad, Beschützer und bester Freund.

> Tiere nehmen das Leben nicht ernster als nötig, und genau das sollten wir uns von ihnen abschauen.

Freude gegen Einsamkeit: In einer Zeit, in der immer mehr Menschen alleine leben, sind Tiere oft die Brücke zurück zur Lebendigkeit. Sie strukturieren den Alltag. Plötzlich hat man wieder einen Grund hinauszugehen, Kontakte zu knüpfen.

Hundebesitzer:innen wissen: Im Park kommt man leichter ins Gespräch (meine Frau kann da Geschichten erzählen ...), denn Hunde halten keinen Sicherheitsabstand, und genau das tut auch uns Menschen gut.

Es gibt unzählige Geschichten von Menschen, die durch ihr Tier aus Depression, Trauer oder Isolation herausgefunden haben. Tiere urteilen nicht, sie fragen nicht nach Noten, Einkommen oder Frisur. Sie schenken Anwesenheit, und das ist manchmal das größte Geschenk überhaupt. Viele Hundehalter:innen erzählen, dass ihr Vierbeiner spürt, wenn sie traurig sind. Es gibt unzählige Berichte über Hunde, die sich neben ihr Herrchen oder Frauchen legen, den Kopf auf den Schoß platzieren und einfach »da« sind.

»Solange Menschen denken, dass Tiere nicht fühlen, müssen Tiere fühlen, dass Menschen nicht denken.«
(ARTHUR SCHOPENHAUER)

Die Schattenseite: Wenn Freude Abschied nimmt. Natürlich ist da auch der Schmerz. Wer ein Tier liebt, weiß: Es wird ein Tag kommen, an dem man loslassen muss. Der Gedanke allein tut weh. Aber ist es nicht ein Beweis für die Intensität dieser Freude? Trauer ist die Quittung für Liebe, und keine Steuer ist so fair wie diese.

Unsere Stella ist jetzt elf. Jeder Tag mit ihr ist ein Geschenk, das ich bewusst öffne, weil ich weiß, dass die gemeinsame Zeit nicht unendlich ist. Und genau darin liegt die Lektion, die ich gerne mit dir teilen möchte: Freude lebt im Moment. Hunde wissen das. Wir Menschen müssen es erst lernen.

Tipps für die eigene Freudequelle: Falls du nun überlegst, ob du dir ein Tier nach Hause holen sollst, hier ein paar Fragen, die du dir stellen solltest:

- **PASST DAS TIER ZU MEINEM ALLTAG?** Ein Husky ist kein Sofakissen. Eine Katze ist kein Hund. Jedes Tier hat seinen eigenen Charakter.

- **BIN ICH BEREIT FÜR VERANTWORTUNG?** Freude gibt es nur im Doppelpack mit Fürsorge.
- **KANN ICH HILFE ORGANISIEREN?** Wer viel reist oder arbeitet, braucht Freund:innen oder Verwandte, die einspringen können.

Denn eines ist sicher: Die fellgeborenen Freudeproduzenten sind kein spontanes Mitbringsel vom Flohmarkt. Es ist eine Partnerschaft auf Lebenszeit, die dein Leben reicher, lauter, bunter macht.

> Wenn dein Hund denkt, du bist der Beste, dann glaube ihm.

Was ich von Stella gelernt habe:

ACHTSAMKEIT: Beobachte, wie dein Hund die Welt wahrnimmt, im Hier und Jetzt. Das steckt an, erdet und erinnert an das Wesentliche im Leben.

GEDULD ÜBEN: Hundeerziehung funktioniert nicht mit Druck, sondern mit Liebe, Konsequenz und Verständnis.

DANKBARKEIT ZEIGEN: Eine kleine Streicheleinheit, ein freundliches Wort, ein bewusst geteilter Moment – Hunde verstehen viel mehr, als wir glauben.

Wenn ich Stella ansehe, denke ich oft: Wir Menschen könnten uns eine Scheibe von dieser Art Freude abschneiden. Sie lebt glücklich in meiner Nähe, und das ist ihr das Wichtigste in ihrem Leben! Sie liebt ohne Berechnung, sie verzeiht, ohne nachtragend zu sein.

Vielleicht ist das die schönste Definition von Freude: Sie wedelt mit dem Schwanz, selbst wenn es draußen regnet. Oder noch einfacher gesagt:

»Glück kann man nicht kaufen, aber man kann es adoptieren.«

Warum warten wir auf den Weckruf?

Ich glaube, wir haben uns jetzt eine Pause auf unserer Expedition verdient. Setzen wir uns doch ums Lagerfeuer, trinken wir einen heißen Tee, und dann erzähle ich eine kleine Geschichte. Sie ist nicht von mir und auch nur eine kurze Episode, aber ich denke, sie ist groß in der Wirkung.

Sie berührt zwei Bereiche meines Lebens: einerseits meinen ursprünglichen Arztberuf, in dem Zahlen, Befunde und Wahrscheinlichkeiten eine große Rolle spielen. Andererseits das, womit ich mich seit vielen Jahren mit großer Hingabe beschäftige, was wir im Alltag allzu leicht übersehen: die einfachen, stillen Freuden, die sich nicht in Tabellen, Charts und Excellisten fassen lassen und dennoch unser Leben bereichern. Es ist eine Geschichte, die mit einer Situation beginnt, die ich selbst als Mediziner in der einen oder anderen Form erlebt habe oder erleben musste.

Ein ganz gewöhnlicher Termin, bis er es nicht mehr ist.

Ein Mann so um die fünfzig – nennen wir ihn Herrn Wagner (ihr wisst ja, die ärztliche Schweigepflicht) – betritt die Ordination. Er fühlt sich nicht gut. Nichts Dramatisches auf den ersten Blick, eher dieses diffuse Gefühl, dass etwas nicht stimmt. Es folgen die üblichen Schritte: Anamnesegespräch, Untersuchung, Blutabnahme, vielleicht noch ein EKG, Röntgen, vielleicht ein Ultraschall, dann noch ein MRT. Ein paar Tage vergehen, dann erfolgt der Termin zur Befundbesprechung.

Der Arzt setzt sich ihm gegenüber. Die Akte mit allen Befunden liegt geöffnet auf dem Tisch. In der Luft hängt der Geruch von Desinfektionsmittel, auf dem Fensterbrett steht eine Topfpflanze, die schon bessere Tage gesehen hat. Das Wartezimmer ist voll. Wie immer! Alltägliche Details, die in diesem Moment scharf werden – so ist das, wenn etwas Wichtiges geschieht: Die Welt zoomt heran.

Der Arzt holt Luft. Die Worte kommen ruhig, aber schwer: »Herr Wagner, es tut mir leid, was ich Ihnen jetzt sagen muss, wird Ihnen wahrscheinlich den Teppich unter den Füßen wegziehen. Aufgrund aller Befunde und nach der aktuellen Studienlage, nach allem, was uns die Wissenschaft sagt, müssen wir mit sehr großer Wahrscheinlichkeit annehmen, dass Sie an einer schweren, leider unheilbaren Krankheit leiden, die Ihre Bauchspeicheldrüse betrifft und sehr weit fortgeschritten ist. Nach allem, was wir wissen, bleiben Ihnen noch ungefähr sechs Monate.« Ein kurzer Nachsatz, fast fürsorglich: »In den nächsten Monaten wird Ihr allgemeiner Gesundheitszustand voraussichtlich noch relativ stabil sein. Sie können noch vieles tun und sich um Dinge kümmern, die es zu regeln gibt.«

Es folgt Stille. Diese besondere Stille, in der die Gedanken lauter sind als jedes Geräusch im Raum. Herr Wagner nickt, weil der Körper irgendetwas tun muss. Er fragt ein paar Dinge, automatische Fragen, man stellt sie, damit die Welt nicht komplett den Boden verliert. Dann steht er auf, bedankt sich, weil man sich eben bedankt, und verlässt die Ordination.

Draußen ist die Luft die gleiche, und doch ist alles anders. Er geht ein paar Schritte und merkt: Der Boden trägt noch. Die Menschen um ihn herum sprechen, lachen, telefonieren, eilen von A nach B. Das Leben bewegt sich weiter wie ein Fluss, auch wenn es sich anfühlt, als hätte ihm jemand plötzlich einen Staudamm in den Kopf gesetzt. Und eine Frage hämmert mit enormer Gewalt in der Tiefe seines Gehirns:

»Was werde ich jetzt mit meiner restlichen Lebenszeit machen, die soeben ein definitives Ablaufdatum bekommen hat?«

Die Frage, die sich wie von selbst stellt. An dieser Stelle der Geschichte richte ich mich mit dieser Frage an dich, liebe Leserin, lieber Leser. Denn genau hier halte ich auch in meinen

Seminaren inne und stelle dieselbe Frage: Was würdest du tun, wenn dir jemand sagt, dass du noch sechs Monate hast?

Würdest du eine Weltreise planen? So eine klassische 08/15-Idee, die man aus schlechten Arztromanen kennt? Das Ersparte nehmen, um endlich Dinge zu erleben, die schon so lange auf deiner Liste stehen?

Würdest du mehr Zeit mit deiner Familie verbringen, Gespräche führen, die immer auf später verschoben wurden? Würdest du alte Konflikte lösen, Briefe schreiben, Fotos sortieren? Oder würdest du etwas tun, das ganz klein klingt und doch groß ist: Jeden Morgen bewusst aufstehen, den ersten Kaffee wirklich schmecken, die Hand von jemandem nehmen, ohne Eile?

Was ich dir da so ganz nebenbei aus Erfahrungen meiner Patient:innengespräche sagen kann: Deinen Job einfach so weitermachen, das würdest du mit Sicherheit nicht tun, obwohl das sehr oft geplant wird, sich aber dann als nicht machbar darstellt.

Die Antworten sind oft ähnlich und alle richtig. Sie zeigen, was uns wichtig ist, wenn das Unwichtige plötzlich seine Farbe verliert. Sie zeigen, wie klar das Herz sein kann, wenn der Kopf seine Listen einmal beiseitelegt.

Also, was würdest DU tun, ändern, einlösen, wenn die nächsten sechs Monate die letzten deines Lebens wären? Denk bitte wirklich ein paar Minuten darüber nach, vielleicht schreibst du auch deine Gedanken dazu auf. Jetzt. Ja, jetzt.

Lies bitte erst dann weiter!

Der unerwartete Anruf. Einige Tage vergehen. Dann klingelt das Telefon. Die Stimme am anderen Ende ist dieselbe wie zuvor, aber sie trägt einen anderen Ton. Der Arzt bittet Herrn Wagner, noch einmal in die Ordination zu kommen. Keine Details am Telefon, nur die Bitte um ein dringendes Gespräch.

Herr Wagner sitzt wieder auf dem gleichen Stuhl wie ein Häufchen Elend. Was kann jetzt noch auf ihn zukommen?

Diesmal beginnt der Arzt, bevor die Höflichkeiten den Raum füllen können:

»Herr Wagner, ich weiß nicht, wie ich es Ihnen sagen soll. Ich muss mich aufrichtig entschuldigen. Es ist mir furchtbar unangenehm und extrem peinlich, so etwas ist mir in meiner dreißigjährigen Berufslaufbahn noch nicht passiert. Und ja, es ist unverzeihlich. Es gab eine Verwechslung der Befunde von einem anderen Patienten gleichen Alters und Namens, dazu eine Verkettung unglücklicher Umstände. Herr Wagner, Ihre Untersuchungsergebnisse, alle Blutbefunde, alle Werte sind in Ordnung – komplett im Normbereich. Sie sind kerngesund.«

Es sind Worte, die man zweimal hören muss, bevor man sie glaubt. Der Körper reagiert zuerst: Der Atem wird tiefer, die Schultern sinken, der Blick wird wieder weiter. Unsagbare Erleichterung, Glücksgefühle, Freude, komprimierte Lebenslust strömen wie ein eruptives Erdbeben durch den Körper. Steine, Felsbrocken, nein, die ganzen Alpen fallen vom Herzen und das Leben bekommt eine neue Dimension. Gleich muss er seine Frau anrufen und ihr diese wahrscheinlich schönste Nachricht seines Lebens erzählen.

So, liebe Leute, hier endet die Geschichte zum zweiten Mal. Und doch ist es genau hier, wo sie für uns eigentlich beginnt.

Warum warten wir auf dieses merkwürdige »Später«? Warum brauchen so viele von uns erst einen Schock, um das eigene Leben zu justieren? Warum braucht es Diagnose, Unfall, Kündigung oder ein anderes großes Ausrufezeichen, damit wir das Lenkrad fester in die Hand nehmen und bewusst entscheiden, wohin wir fahren wollen? Mit Freude, mit Leidenschaft, mit Begeisterung, mit Mut.

Es gibt viele Antworten, psychologisch kluge und menschlich einfache. Der Alltag ist fordernd. Wir sind verlässlich in unseren Rollen, unsere Kalender sind voll, unsere To-do-Listen wie das Gras, das wir wachsen hören.

Wir verschieben nicht aus Faulheit, sondern aus Gewohnheit. »Später« fühlt sich sicher an. »Später« beruhigt. »Später« verspricht, dass wir noch Zeit haben, um Dinge richtig zu machen, gründlich, in Ruhe.

Nur: SPÄTER ist oft ein verkleidetes NIE.

Vielleicht hat dich die Geschichte von Herrn Wagner bewegt, weil sie zwei Wahrheiten nebeneinanderlegt: Wir sind sterblich, denn wir kommen aus dieser Welt nicht lebend heraus, und wir sind gerade jetzt lebendig. Die Statistik kennt Wahrscheinlichkeiten, aber unser Herz kennt nur diesen Moment. Der eine Satz »Sie haben noch sechs Monate« rückt die Welt in einen scharfen Fokus. »Sie sind gesund« gibt uns den Raum zurück. Zusammen klingen sie wie eine Einladung: »Warte nicht auf den Weckruf. Stell dir den Wecker selbst.«

Freude als Praxis, nicht als Ausnahmezustand: Ich versuche, in diesem Buch die Freude nicht als anbetungswürdige Ikone darzustellen. Es geht nicht um eine emotionale Dauerparty. Freude ist kein schrilles Feuerwerk, das alles übertönt und überstrahlt. Sie ist eher eine Art Energiedrink für die Seele, ein Vitamincocktail für das Herz, das sich mit den Alpträumen des Alltags quälen muss.

Freude entsteht in Begegnungen, in Tätigkeiten, die uns Sinn schenken, in Augenblicken, die wir nicht nebenbei leben, sondern bewusst mit Haut und Haaren.

Wenn ich diese Geschichte in Seminaren erzähle, passiert oft dasselbe: Menschen werden ruhiger. Manche lächeln, andere werden nachdenklich. Und dann erzählen sie von den Dingen, die sie schon lange auf »irgendwann« gelegt haben.

»Ich würde mehr Zeit mit meinen Eltern verbringen, wer weiß, wie lange ich sie noch habe.« »Ich würde mit meinem Kind jeden Tag einmal wirklich spielen, ohne Handy, ohne Uhr.« »Ich würde wieder Musik machen.« »Ich würde endlich dieses Gespräch führen.« Es sind keine extravaganten

Pläne, meist sind es sehr leise. Und genau darin liegt ihre Kraft.

Jetzt muss ich etwas nüchtern werden: Freude ist auch eine Praxis, eine Routine, die wir einfach (wieder) lernen müssen. Tag für Tag, damit sie den Raum bekommt, um sich in uns und mit uns auszubreiten. Sie braucht weder große Kulissen, noch perfekte Bedingungen. Sie braucht unsere Anwesenheit. Sie zeigt sich, wenn wir uns trauen, den Tag nicht nur zu erledigen, sondern zu bewohnen.

Was diese Geschichte nicht sagt und was sie sehr deutlich sagt. Sie sagt nicht: »Kündige morgen, verkaufe alles und reise für immer dem Sonnenuntergang nach.« Sie sagt nicht: »Gönn dir endlich den geilen Sportwagen und cruise durch die Toskana.« Sie sagt nicht: »Ignoriere Verantwortung, Termine, Verpflichtungen.« Das wäre weder realistisch noch respektvoll dem eigenen Leben gegenüber.

Sie sagt sehr deutlich: »Schiebe das Wesentliche nicht auf.«

Finde heraus, was dir guttut, was dir Energie gibt, was dich lebendig macht. Und dann gib dem einen Platz, nicht irgendwann, sondern jetzt. Einen Platz im Kalender, einen Platz im Tagesrhythmus, einen Platz in deinen Gesprächen.

Vielleicht ist es die Stunde am Wochenende, in der du ohne Ziel spazieren gehst. Vielleicht der Anruf am Abend, der zu einem regelmäßigen Ritual wird. Vielleicht das bewusste Nein zu dem, was dich auslaugt, und das klare Ja zu dem, was dich bereichert und stärker macht.

Genuss nicht als Luxus, sondern als bewusstes Ja zum Leben. An anderer Stelle dieses Buches widme ich mich dem Genuss ausführlich. Hier möchte ich ihn kurz vor den Vorhang holen, weil er in dieser Geschichte mitschwingt. Genuss ist nicht bloß »sich etwas gönnen« im Sinne von Konsum. Genuss ist eine Form der Aufmerksamkeit. Er beginnt damit, wahrzunehmen, was da ist: ein gutes Gespräch auch im ärgsten Stress, ein frisch gedeckter Tisch und ein Sonntagsbraten im Rohr, auch wenn nicht Sonntag ist, der Blick aus dem Fenster zu den Kindern, die wieder einmal Abenteuer spielen, ein Song, der dich an die wilde Strandparty im letzten Sommer in diesem coolen Club erinnert.

Wenn wir Genuss nur als Belohnung nach anstrengenden Etappen verstehen, verpassen wir seine freundlichste Seite: Er kann Wegbegleiter sein. Kleine Genussmomente sind wie Meilensteine auf einer Route oder eben auf unserer Expedition Freude. Sie erinnern uns daran, dass wir schon mittendrin sind.

Perspektivenwechsel: vom Ausnahmezustand zum Alltag. Die Pointe dieser Geschichte ist kein spektakulärer Twist, sondern ein gedanklicher Dreh. Wir könnten uns fragen:

Was, wenn ich die Ruhe, die Klarheit und die Prioritäten, die eine Schockdiagnose in mir wecken würde, jetzt schon zulasse ohne Schock? So ganz freiwillig?

Was, wenn »Ich habe nur noch sechs Monate« als Denkexperiment dient, um das Eigentliche hervorzuholen? Nicht um Angst zu machen, sondern um Klarheit zu schaffen.

Wenn wir es so betrachten, dann merken wir oft: Vieles von dem, was wichtig ist, ist erreichbar. Nicht alles sofort, nicht alles perfekt, aber in spürbaren Schritten. Zeit mit den Menschen verbringen, die wir lieben. Tätigkeiten ausüben, die uns Ausdruck geben. Bewegungen und Begegnungen suchen, die unseren Körper freundlich wachhalten, um nicht zu sagen aus dem emotionalen Koma herausholen. Pausen einlegen, die nicht »verschwendet«, sondern gut investiert sind.

Was dir Energie schenkt und was sie dir nimmt: Stell dir eine einfache, aber ehrliche Frage:

»Was gibt mir Energie und was nimmt sie mir?«

Nicht theoretisch, sondern in deinem ganz konkreten Alltag. Schreib dir zwei kurze Listen. Nur für dich. Du wirst überrascht sein, wie klar sie oft ausfallen.

Ich habe zum Beispiel bereits vor einigen Jahren beschlossen, mich von nervtötenden, energieraubenden Menschen gezielt und bewusst fernzuhalten und auch hier keine Kompromisse zu machen. Ihr glaubt gar nicht, wie gut das tut. Meine Devise: Kein Mensch muss müssen. Kein Mensch muss Zeitgenossen treffen, die eine negative Aura haben und einen beharrlich davon überzeugen wollen, wie schlecht und böse doch alles in der Welt ist.

Achtung: Die Einladung lautet nicht: »Entferne alles Anstrengende.« Die Einladung lautet: »Gib dem Positiven, Bereichernden bewusst mehr Raum.« Kleine Verschiebungen können große Wirkungen haben.

Ein Ja oder ein Nein an der richtigen Stelle ist manchmal der Unterschied zwischen einem Tag, der dich leise erschöpft, und einem, der dich leise stärkt.

Da wir so nett am Lagefeuer der Erkenntnis sitzen und diese heimelige Atmosphäre ja prädestiniert ist, Geschichten zu teilen, habe ich noch eine für dich, die mir gerade eingefallen ist und wunderbar zu unserem Thema des optimistischen, positiven Denkens passt:

Es waren einmal **zwei Brüder**. Die glichen sich äußerlich wie ein Ei dem anderen, waren aber ansonsten grundverschieden. Der auffälligste Unterschied bestand darin, dass der eine zu jeder Stunde optimistisch und zuversichtlich war und der andere immer schlecht gelaunt, miesepetrig und pessimistisch.

Am Geburtstag der beiden wagte der Vater der Zwillinge ein Experiment. Er wartete, bis seine Söhne eingeschlafen waren. Nur um zu sehen, was passiert, packte er das Zimmer des Pessimisten bis unter die Decke voll mit den schönsten Geschenken – mit Büchern, Spielzeug, und, und, und! Dem kleinen Optimisten aber legte er nur einen stinkenden Pferdeapfel vor das Bett. Sonst nichts.

Am nächsten Morgen schaute der Vater zuerst in das Zimmer des Pessimisten. Er fand ihn jammernd auf dem Boden sitzend, inmitten der ganzen wundervollen Geschenke. Der Pessimist schluchzte: »Ich bin so unglücklich. Weil meine Freunde neidisch sein werden, weil ich für die meisten dieser Spielsachen ständig neue Batterien brauchen werde und weil vieles davon kaputtgehen wird.«

Als der Vater dann das Zimmer des Optimisten betrat, hüpfte der vor Freude in großen Sprüngen um den Pferdeapfel herum. »Warum bist du so fröhlich?«, fragte der Vater. »Ganz einfach«, antwortete sein optimistischer Sohn, »irgendwo im Hause muss ein Pony sein!«

Zurück wieder in die Realität, ich hoffe, mit einem Schmunzeln auf den Lippen!

Der innere Kompass: Die Medizin arbeitet mit Daten, Vergleichen, Wahrscheinlichkeiten, Leitlinien. Was gestern State of the Art war, ist heute nicht mehr der Goldstandard. Die medizinische Wissenschaft entwickelt sich im rasenden Tempo für die Erhaltung unserer Gesundheit weiter. Manche neuen Methoden gleichen Wunderwerken aus einer anderen Welt. Was vor ein paar Jahren noch undenkbar war, ist heute Routine, auch im kleinen Krankenhaus am Rande der Stadt.

Medizin ist unschätzbar wertvoll, und sie macht auch demütig. Sie erinnert uns daran, dass das Leben fragil ist. Genau diesen Respekt vor der Zerbrechlichkeit möchte ich mit der Frage nach der Freude verbinden. Nicht als Gegensatz, sondern als Team.

Nur ein Angebot: Wenn du die Geschichte von Herrn Wagner hörst, kannst du sie vielleicht als Kalibrierung deines inneren Kompasses nutzen. Nicht um dich zu erschrecken, sondern um dich zu sortieren. Wer oder was bekommt deine Aufmerksamkeit? Welche Begegnungen möchtest du vermehren? Wo brauchst du Schutz? Wo möchtest du mutiger sein? All das sind Fragen, die nicht auf »später« warten müssen.

Ein Blick zurück und einer nach vorn: Ich kann mich noch gut erinnern: Patient:innen haben mir oft nach der Verkündung einer schlimmen Diagnose gesagt:

»Ach, ich wollte doch noch …« oder »Warum habe ich nicht …« Und dann blieb wirklich bei vielen nicht mehr viel Zeit.

Vielleicht kennst du auch Momente, in denen du gedacht hast:

»Hätte ich doch früher …«

Die Geschichte und die damit verbundene Botschaft lädt ein, diesen Satz freundlich umzuformulieren. Wir können ihn beispielsweise ersetzen durch:

»Ich beginne heute mit …«

Nicht wahnsinnig originell, nicht weltbewegend (oder irgendwie doch …?), aber in jedem Fall machbar und echt.

Herr Wagner hat Tränen in den Augen, als er das Gespräch mit seiner Frau rund um diese großartige Botschaft beendet. Er weiß etwas, das er auch vorher hätte wissen können, etwas, das wir alle wissen und doch so oft vergessen: Das Leben ist jetzt. Nicht im Ausnahmezustand, nicht sobald der Kalender leer wird, nicht ab Montag oder ab Neujahr. Jetzt. Und in dieses Jetzt dürfen Freude, Genuss und Verbundenheit hinein.

Was bleibt? Die Geschichte beginnt mit einer Verwechslung und endet mit einer Einladung. Wir brauchen nicht auf den großen Wecker zu warten. Wir können uns im Kleinen erinnern: morgens, wenn wir aufstehen; mittags, wenn wir eine Pause machen; abends, wenn wir den Tag beschließen. Wir können die Menschen, die wir lieben, nicht nur verwalten, sondern wirklich sehen. Wir können das, was uns guttut, nicht nur kennen, sondern üben.

Auch wenn ich mich hier manchmal wiederhole – wahrscheinlich, weil es mir so wichtig ist: Mehr Zeit mit der Familie verbringen. Das tun, was Freude macht. Uns Zeit für Freund:innen nehmen. Genussmomente erleben. Uns Dinge gönnen, nicht als Flucht, sondern als freundliche Zuwendung. All das steht nicht im Widerspruch zu Verantwortung und Realismus. Im Gegenteil: Es macht uns tragfähig.

Und falls du dich fragst, ob du dafür eine besondere Erlaubnis brauchst – nein.

Wenn dann irgendwann die alten »Man-sollte«-Sätze doch wieder in deinen Denkfokus kommen, antworte dir selbst darauf mit deinem neuen »Ich-darf«-Lieblingssatz.

Ich darf heute lachen. Ich darf heute langsam gehen. Ich darf heute nichts tun! Ich darf heute Ja sagen. Ich darf heute Nein sagen, damit mein Ja wieder leuchtet. Mutig sein heißt nicht laut sein, mutig sein heißt anfangen. Mit kleinen, guten Dingen, die dir guttun. Jetzt.

Also: Auf die Plätze. Lächeln. Leben.

Das Lagerfeuer geht langsam aus, unsere Zelte sind aufgestellt, ich glaube wir werden heute alle gut schlafen und vielleicht ein wenig von unserer Zukunft träumen.

Freude und Alter – darf's ein bisschen weiser sein?

Die Sonne ist aufgegangen, ein neuer Tag beginnt, unsere Forschungsreise geht weiter. Da treffen wir jetzt auf zwei Welten:

Ein Kind lacht aus vollem Herzen, weil eine Seifenblase auf Opas Nase geplatzt ist. Sechzig Jahre später sitzt der gleiche Mensch auf einer Parkbank, sieht den Sonnenuntergang und lächelt still in sich hinein. Zwei verschiedene Momente, zwei Arten von Freude. Die eine Freude frisch, enthemmt, dynamisch, die andere leise, warm und tiefgehend. Beide sind echt. Beide sind Freude. Nur: Im Laufe des Lebens verändert sich ihre Farbe, ihr Rhythmus, ihr Takt. Das ist keine schlechte Nachricht. Ganz im Gegenteil: Freude wird nicht weniger, sie wird – spezieller.

Ich versuche einen Vergleich: Mit zunehmendem Alter ist Freude wie ein guter Wein, sie braucht länger, um zu reifen, und ist dafür vielschichtiger im Geschmack. Und mit Wein kenne ich mich aus.

Warum sich Freude verändert: Ich muss wieder die Psychologie ins Spiel bringen, denn die hat ja für alles eine Erklärung und dafür sogar ein hübsches Konzept entwickelt: die *sozioemotionale Selektivitätstheorie* (welch ein Wortgebilde).

Kurz gesagt: Mit zunehmendem Alter nehmen wir Zeit und damit die Freude in ihrer Vielseitigkeit bewusster wahr. Wir wissen, dass das Leben nicht unendlich ist. Und was passiert?

Wir werden wählerischer. Statt zehn Partys in einer Woche reicht uns ein einziger Kaffeeplausch mit einer guten Freundin in einer Konditorei, die wir früher als uncoolsten Ort ever gemieden haben.

Statt nach drei schnellen »Once-in-a-lifetime«-Erlebnissen

sehnen wir uns nach Momenten, die Substanz haben. Freude schrumpft nicht, sie destilliert.

Und noch etwas: Wir lernen, dass nicht jedes Erlebnis automatisch Freude bedeutet. Als junger Mensch jagt man der ultimativen Ekstase nach, als älterer Mensch weiß man: Freude muss nicht laut und spektakulär sein. Manchmal ist sie ein stilles Schmunzeln, ein kleiner innerer Applaus, ein »Ja, genau so ist es gut«.

Die Reifeprüfung der Freude: Mit den Jahren verliert Freude ihre pubertäre Ungeduld. Sie wird ruhiger und gnädiger. Wer älter ist, freut sich häufiger an Kleinigkeiten: die ersten warmen Sonnenstrahlen nach dem Winter, dass man von jemandem jünger geschätzt wird, als man ist, oder ein Anruf der Enkelin, die keine Lust hatte, eine WhatsApp zu tippen.

Warum? Weil wir gelernt haben, dass das Leben sich nicht ständig nach unseren Drehbüchern richtet. Und weil wir ahnen, dass das, was wir haben, kostbarer ist als das, was wir nicht haben. Freude wird zur Kunst des Genügens.

Das ist nicht Resignation, das ist Weisheit. Kinder zeigen uns, wie grenzenlos Freude sein kann. Ältere Menschen zeigen uns, wie tief sie werden kann.

> *»Versuche, ein Regenbogen in den Wolken eines anderen zu sein.«*
> **(MAYA ANGELOU)**

Was wir von älteren Menschen lernen können:

ENTSCHLEUNIGTE FREUDE: Ältere Menschen sind Weltmeister:innen darin, nicht jedem Trend hinterherzurennen. Sie wissen, dass Glück nicht in der nächsten App, sondern im Jetzt liegt. Freude hat keine Eile.

GELASSENHEIT: Wer genug erlebt hat, weiß: Dramen lösen sich auf, auch wenn man nicht ständig gegen den Wind brüllt.

Freude heißt dann innere Zufriedenheit, statt Everybody's Darling zu sein!

ERNTEZEIT DER BEZIEHUNGEN: Ältere Menschen setzen auf Qualität statt Quantität. Der Radausflug mit dem E-Bike und den drei besten Freund:innen aus der Schulzeit ist wertvoller als 500 »Happy-Birthday«-Postings auf Facebook. Freude wird sozialer und dabei intimer.

DAS LÄCHELN ÜBER SICH SELBST: Selbstironie wächst mit den Jahren. Wer über sich selbst lachen kann, hat eine Freude in der Tasche, die niemals ausgeht.

Ich selbst fühle mich immer noch agil und dynamisch und habe für mich beschlossen: So richtig alt ist man erst dann, wenn der Bürgermeister gratulieren kommt. Da habe ich noch ein wenig Zeit. Nur, was mich selbst in diesem Zusammenhang am meisten verwirrt, ist, dass ich im selben Jahr geboren bin wie alte Menschen.

Ich finde einfach, in jedem Kopf – egal wie alt man ist – muss immer noch Platz für ein paar Flausen sein.

Die andere Seite ist auch eine reizvolle, denn ich bin jetzt mit Stolz auch im »Das-muss-ich-mir-nicht-mehr-antun«-Lebensabschnitt angekommen.

Es ist eine immense Erleichterung, jetzt das genau richtige Alter zu haben, um jeden Tag erneut darüber nachzudenken, wofür. So habe ich früher einen Raum voller Menschen betreten und mich gefragt, ob sie mich mögen. Heute frage ich mich, ob ich sie mag. Ich habe auch gelernt, mehr Geduld zu haben – jene Kunst, langsamer wütend zu werden –, wenn ich auch manchmal die Zeit vermisse, als ich am Morgen voller Elan aus dem Bett gesprungen bin und gleich hellwach war. Damals, mit vier!

Ich habe gelernt, wie gut oder schlecht eine Situation auch ist, sie wird sich ändern.

Was ich mir auch mit einem innerlichen Schmunzler eingestehen muss: Je älter ich werde, desto früher wird es spät. Und vielleicht bin ich auch der Einzige, der regelmäßig versucht, seine eigenen Passwörter zu knacken. C'est la vie!

Was wir von Kindern lernen können: Was wir von Kindern in Sachen Freude lernen können, findest du ja an anderer Stelle in diesem Buch. Nur zur Ergänzung: Kinder und ältere Menschen haben ein geheimes Bündnis: Beide leben näher am Kern der Freude als die gestresste Mitte dazwischen. Kinder zeigen uns die Spontaneität, die pure, ungebremste Begeisterung. Ältere Menschen zeigen uns die Tiefe, die Gelassenheit, die Dankbarkeit.

Diejenigen in der Lebensmitte stolpern oft zwischen To-do-Listen und Termindruck herum. Aber wenn Jung und Alt zusammenkommen, entsteht ein Lehrstück über Freude: Die Kleinen springen vor Aufregung, die Großen schauen lächelnd zu. Und beide sind glücklich.

»Ich bin vor kurzem sechzig geworden.
Ein Drittel meines Lebens ist praktisch rum.«
(WOODY ALLEN)

Freude bis ins hohe Alter bewahren: Wie also gelingt es, dass Freude nicht auf der Strecke bleibt, wenn die Haare grauer und die Gelenke steifer werden? Ein paar Rezepte vom Arzt deines Vertrauens:

- **ALT WERDEN** schlägt die Alternative – jung sterben.
- **NEUGIERIG BLEIBEN:** Wer aufhört, Neues zu entdecken, rostet innerlich. Freude liebt Überraschungen.
- **DANKBARKEIT ÜBEN:** Studien zeigen: Wer täglich kleine Dinge bewusst wertschätzt, erlebt mehr positive Emotionen. Das ist quasi ein Fitnessprogramm fürs Glücksgefühl.
- **BEZIEHUNGEN PFLEGEN:** Freude ist ansteckend und am schönsten, wenn man sie teilt.
- **HUMOR KULTIVIEREN:** Lachen über Fehler, Missgeschicke, das

eigene Spiegelbild am Montagmorgen – all das ist Vitamin C für die Seele.

- **NICHT VERGLEICHEN:** Wer ständig auf das schaut, was andere haben, verliert den Blick für das, was schon da ist. Wenn dann doch einmal der Methusalem-Blues einsetzt, aktiviere deine Selbstmotivation mit einem Satz wie: »He, du bist nicht alt, du bist fortgeschritten attraktiv.«
- **NEID** ist Zeitverschwendung.
- **DAS LEBEN** ist nicht mit einer Schleife gebunden, aber es ist trotzdem ein Geschenk.

> Je älter ich werde, desto mehr erinnere ich mich an Dinge, die nie passiert sind.

Ein kleines Plädoyer zum Schluss. Freude im Alter ist keine abgespeckte Version der jugendlichen Glückseligkeit. Sie ist kein »*Naja-o. k.*«-Gefühl. Sie ist anders, tiefer, weiser. Sie ist der Beweis, dass Lebensfreude nicht verbraucht wird wie Benzin, sondern wächst wie ein alter Baum: weniger Blüten, aber festere Wurzeln. Wenn wir das begreifen, hören wir auf, die Jugend als Benchmark für freudvolle Momente hochzustilisieren und das Alter auf der anderen Seite zu fürchten.

Eines der schönsten Gefühle ist es doch, auch in reifen Jahren innerhalb weniger Sekunden Jahrzehnte überspringen zu können. In der einen Minute bist du wieder jung und wild und singst im Auto laut *Highway to Hell* mit, in der nächsten Minute drehst du die Lautstärke hinunter, um besser einparken zu können.

Wir sehen: Freude hat kein Ablaufdatum. Sie verändert nur ihre Form. Mal lustvolles, zügelloses Spektakel, mal Kerzenlicht und Tee mit Rum. Mal lautes Lachen, mal stilles Lächeln. Und genau darin liegt ihr Zauber.

»Man wird alt, wenn die Leute anfangen zu sagen, dass man jung aussieht.«
(KARL DALL)

Unsere Expedition geht weiter. Freude hört nicht auf, wenn die Haare grau werden oder die Schritte langsamer. Sie verändert nur ihre Gestalt. Für mich, als dein Expeditionsleiter, ist das eine Einladung, nicht stehen zu bleiben, sondern weiterzuziehen.

In jungen Jahren stolpern wir neugierig durch den Urwald der Gefühle. Überall blinkt und funkelt es, wir greifen nach allem, was leuchtet. Später, mit ein paar Landkarten in der Tasche, ziehen wir gezielter los. Wir suchen nicht mehr jeden Nervenkitzel, sondern die Oasen, in denen wir rasten, lauschen, staunen können. Freude wird nicht kleiner, sondern konzentrierter – wie ein funkelnder Kristall, den man erst tief im Berg findet.

Das Alter ist nicht das Ende deiner Freudereise durchs Leben, sondern ein neuer Abschnitt. Ein Aufbruch zu anderen Kontinenten der Freude, die wir vorher vielleicht gar nicht sehen konnten. Wer wach bleibt, wer seine Neugierde nicht verliert, der entdeckt auch noch mit achtzig neue Quellen des Frohsinns: ein Blick, ein Lied, eine neue Bekanntschaft.

Und genau das macht meine und bestimmt auch deine Expedition so spannend: Die Freude verändert sich, aber sie geht nie verloren. Sie wartet auf uns in jeder Lebensphase, in jeder Situation, in jedem noch so kleinen Wunder.

»So richtig alt ist man erst dann, wenn man an der Vergangenheit mehr Freude als an der Zukunft hat.«
(JOHN KNITTEL)

Wenn ein Lächeln bleibt – Freude am Lebensende!

Humor und Freude gehören nicht nur ins Leben der Gesunden. Sie haben auch dort ihren Platz, wo das Leben zu Ende geht, vielleicht sogar besonders dort. Denn Leichtigkeit am Lebensende ist keine Selbstverständlichkeit, sondern ein stiller Mut, der andere Ausdrucksformen findet: ein Blick, ein Lächeln, ein gemeinsames Erinnern. Genau diese besondere sensible Wirkungsweise habe ich auch bei meiner jahrelangen Arbeit bei den CliniClowns erleben dürfen.

Gerade deshalb ist dieses Gespräch ein wichtiger Teil der Expedition Freude: Es zeigt, dass Humor keine Grenzen kennt, auch nicht die des Lebens. Er kann trösten, verbinden und selbst im Abschied ein Stück Menschlichkeit bewahren.

Im Gespräch mit **Werner Gruber**, der viele Jahre in einem Hospiz in Salzburg tätig war, wird spürbar, wie sehr Freude und Leichtigkeit in dieser besonderen Umgebung nicht nur möglich, sondern auch notwendig sind, für die Menschen, die gehen, und für jene, die bleiben.

Werner Gruber war in diesem stationären Hospiz nicht nur für die organisatorischen Aufgaben und Leitungsfunktionen zuständig, sondern vor allem für die psychosoziale Begleitung von Patient:innen und deren Angehörigen. Er baute auch ein ehrenamtliches Team auf, das er bis zum Ende seiner Tätigkeit begleitete. In dieser Einrichtung konnte er die Erfahrung machen, welch immense Kraft Humor hat – als Zugang zur Freude, in der Kommunikation mit den Betroffenen, als wichtige Basis im Team und vor allem auch als Hüter der persönlichen Befindlichkeit.

Jetzt ist er seit mehr als zwanzig Jahren im gesamten deutschsprachigen Raum als Team- und Motivationstrainer und als ein weiterer »Humorbotschafter« unterwegs. Eine Spiel- und

Theaterpädagogikausbildung ergänzt seine Expertise, und ich bin ihm sehr dankbar, dass er seine Sichtweise zum Thema Freude aus einem ganz anderen Blickwinkel, nämlich jenem am Lebensende von Menschen, mit uns allen teilt.

Wie definierst du für dich Lebensfreude, vor allem an diesem ganz besonderen Ort?

In diesem besonderen Arbeitsumfeld hat sich meine Lebenseinstellung mit den Jahren grundsätzlich verändert. In einem Hospiz, wo der Fokus meist auf Leid, Trauer und Abschied liegt, geht es vor allem um die kleinen Momente des Glücks und der Zufriedenheit. In so einem Umfeld liegen Tragödie und Komödie sehr nahe beieinander. Es war für mich persönlich erfüllend zu sehen, dass man Menschen in einer sehr schwierigen Lebensphase Trost und Unterstützung bieten kann.

Oft sind es die einfachen Dinge, ein Lächeln oder ein Gespräch oder das Teilen einer Geschichte, die große Bedeutung haben und ein Gefühl von Verbundenheit schaffen können. Lebensfreude bedeutet für mich heute, die kleinen Momente des Glücks, der Entspannung und der Leichtigkeit zu erkennen und wertzuschätzen.

Wenn man sich über belanglose Dinge im Alltag maßlos ärgert, einem dann aber bewusst wird, dass in einer palliativen Einrichtung gerade Menschen sind, die solche Probleme im Moment gerne hätten, dann relativiert sich vieles. Ich bin in meinem Leben mit diesen Erfahrungen demütiger und dankbarer geworden. Den Moment zu genießen und offen zu sein für die schönen Dinge des Alltags, auch das bedeutet für mich LEBENSFREUDE.

Hat sich dein Zugang zu innerer Leichtigkeit verändert, als du im Hospiz gearbeitet hast?

Im Hospiz hat sich mein Zugang zur inneren Leichtigkeit definitiv verändert. Ich durfte dort lernen, den Moment zu akzeptieren, wie er ist. Die Realität des Lebens und des Sterbens bringt unausweichlich schwierige Phasen mit sich. Ich konnte erfahren, dass es in Ordnung ist, Gefühle zuzulassen. Ich konnte auch erkennen, wie wichtig es ist, im Hier und Jetzt zu leben und die kleinen Dinge der Freude und Hoffnung wertzuschätzen. Gespräche mit Patientinnen und Patienten und deren Angehörigen haben mich inspiriert, authentisch zu bleiben und jede Art von Emotion zuzulassen. Insgesamt hat meine Arbeit im Hospiz mich gelehrt, dass Leichtigkeit nicht immer bedeutet, dass alles leicht ist. Vielmehr heißt es, in der Lage zu sein, mit den Herausforderungen des Lebens in Frieden zu leben.

Gibt es Augenblicke, in denen dich Zuversicht regelrecht überrumpelt hat, vielleicht in den unscheinbarsten Momenten?

Es sind oft die kleinen Erlebnisse, die mir zeigen, dass Zuversicht nicht immer laut und groß sein muss, sondern auch in der Stille und in der Gemeinsamkeit zu finden ist. Ein Daumen-hoch eines Patienten auf die Frage, wie es ihm geht, oder ein zaghaftes Lächeln können mir schon immense Kraft und Zuversicht geben. Ein solcher Moment kann auch sein, wenn ich im Team, mit Freund:innen oder in der Familie gemeinsam lachen kann. Das gibt mir oft das Gefühl, dass vieles möglich ist.

Wie bringst du Humor in Räume, in denen Verlust und Schmerz präsent sind, ohne etwas zu überspielen?

Ich versuche meist, den Blickwinkel ein kleines Stück zu verändern, den Fokus vom »Was-geht-alles-nicht-mehr« auf das »Was-ist-aber-schon-noch-möglich« zu lenken. Es kann sehr hilfreich sein, nicht nur die belastenden, sondern auch die positiven und kraftspendenden Ressourcen im Auge zu behalten. Schwerkranke Menschen und deren Angehörige brauchen ihren

Humor nicht zu verlieren, im Gegenteil, Humor kann als Kraftquelle gerade in schwierigen Lebenssituationen entdeckt und bewahrt werden. Ich versuche, Humor wohlwollend einzusetzen und keinesfalls über, sondern immer mit jemandem zu lachen. Ich verstehe Humor als Angebot, das angenommen werden kann oder auch nicht. Das Schlimmste, was mir in solchen Situationen passieren kann, ist, dass es keine Resonanz gibt, und das ist dann zu akzeptieren. Zum Glück nehmen die Betroffenen mein Angebot oft sehr gerne an.

Was hast du von deinen Patient:innen über das »kleine Glück« gelernt, das oft zwischen den Zeilen liegt?

Patientinnen und Patienten haben mir gezeigt, dass es im Leben nicht immer nur um die »großen Themen« geht. Gerade in der oft schweren Zeit der letzten Lebensphase sind es die kleinen Glücksmomente, die Trost und Freude spenden und das Herz berühren können. Eine freundliche Begegnung, ein einfühlsames Gespräch, ein Lächeln oder einfach nur da zu sein, zuzuhören, zuzulassen und auszuhalten. All das kann für die Betroffenen sehr wertvoll sein. Ich habe für mich persönlich im Hospiz gelernt, in meinem Alltag achtsam und dankbar für die kleinen Dinge im Leben zu sein. Glück braucht keine großen Inszenierungen. Oft reicht es schon, den Moment wahrzunehmen und zu schätzen und das »kleine Glück« zu genießen, das das Leben enorm bereichern kann. Wir haben im Hospiz zum Beispiel auf den Balkonen der Krankenzimmer kleine Vogelhäuschen montiert, und nicht selten wird dann das Fernsehgerät zur Nebensache. Patient:innen erfreuen sich oft am Sonnenunter- oder -aufgang, beobachten minutenlang einen Schmetterling oder ein Eichhörnchen und genießen diesen kleinen glücklichen Moment. Das sind dann die Lektionen, die ich für mein Leben mitnehme.

Magst du die eine oder andere Geschichte teilen, in der dich ein Mensch im Hospiz mit seinem Mut, seinen Ansichten oder seinem Lächeln tief berührt hat?

Im Hospiz spielt der schwarze Humor eine große Rolle. Er erfüllt im Angesicht von schwerer Krankheit und Tod eine Ventilfunktion. Für Außenstehende ist diese Humorform oft schwer nachzuvollziehen. Ein Erlebnis im Hospiz hat mir besonders verdeutlicht, wie schwarzer Humor eine schwierige und spannungsgeladene Situation entschärfen kann: Ein Mann um die sechzig hatte eine weit fortgeschrittene Tumorerkrankung. Allen Beteiligten war bewusst, dass er nur mehr eine sehr begrenzte Lebenserwartung hatte. Bei der Aufnahme fielen uns sofort seine langen ungepflegten Haare auf. Am nächsten Tag besuchte ich den Patienten in seinem Zimmer. Ich bemerkte sofort seine neue Frisur, einen modernen Kurzhaarschnitt, und stellte ihm eine besonders intelligente Frage: »Waren Sie beim Friseur?« Darauf der Patient: »Nein, das war meine Frau. Sie möchte eine schöne Leich'.« Mir blieb das Lachen förmlich im Hals stecken. Als er das bemerkte, prustete er lauthals los. Das war für mich das Signal, dass ich mich entspannen konnte. In der Folge entwickelte sich ein sehr vertrauensvolles Gespräch, bei dem mir der Patient auch seine Ängste anvertraute. Einige Tage nach dieser Begegnung ist er im Hospiz verstorben.

Ich möchte noch ein anderes Erlebnis aus dem Hospiz teilen, bei dem mich ein Mensch mit seinem Mut und seinen Ansichten tief berührte: Eines Tages kam ein Mann zum Informationsgespräch zu mir ins Hospiz. Er wollte sich ein Bild von den Rahmenbedingungen der Einrichtung machen. Er erzählte mir, dass bei ihm ein inoperabler Tumor diagnostiziert worden sei. Noch fühle er sich aber einigermaßen fit und sei noch in der Lage, viele Dinge selbst zu organisieren. Auf meine Frage, wie er mit dieser fatalen Diagnose zurechtkomme, meinte er: »Ich habe kein Problem damit, denn heute lebe und genieße ich. Wenn ich morgen wieder munter werde, dann freue ich mich und werde wieder leben und genießen. Und das werde ich vielleicht auch übermorgen wieder tun. Und so bin ich mir sicher, dass ich mit einem Lächeln im Gesicht sterben werde!«

Wird das, was man »Lebenslust« nennt, am Ende des Lebens zarter oder manchmal sogar überraschend lebendig?

Lebenslust wird am Ende des Lebens oft auf unterschiedliche Weise wahrgenommen. Das ist natürlich von der individuellen Lebensgeschichte abhängig. Oft habe ich im Hospiz erlebt, dass Menschen am Lebensende eine tiefe Dankbarkeit für die kleinen, fröhlichen Momente empfinden. Manche Menschen sind ausgesöhnt mit ihrer Situation und zeigen sich am Lebensende äußerst positiv eingestellt und lebensfroh, quasi nach dem Motto: »Wenn ich schon sterben muss, dann möchte ich wenigstens mit Vergnügen sterben!« Am Lebensende zählen dann doch meist die emotionalen und nicht die materiellen Werte und Gemeinschaft wird sehr geschätzt.

Siehst du Hoffnung und Heiterkeit manchmal auch als stillen Widerstand gegen das Unausweichliche?

Mittlerweile vertrete ich die These, dass nicht die Hoffnung, sondern der Humor zuletzt stirbt. Lebensfreude und Humor, davon bin ich überzeugt, sind bis zum letzten Atemzug möglich. Es verändert sich nur die persönliche Perspektive der Betroffenen. Humor und Heiterkeit können ein Ventil und eine Kraftquelle in der Trauer sein, um Unerträgliches aushalten zu können. Schon ein Lächeln kann vieles bewirken. Zu den traurigsten Situationen und Momenten braucht es einen Gegenpol. »Lachen, auch wenn es um das Sterben geht, ist tausendmal besser als Trübsal blasen!« Dieser schöne Satz eines Freundes offenbart die wundersame Stärke von Humor und Heiterkeit in belastenden Situationen. Wir können das Sterben nicht verhindern. Ängste spielen in der letzten Lebensphase eine wesentliche Rolle, und diesen Ängsten können wir zumindest den Humor entgegensetzen, damit sie etwas an Macht über uns verlieren. Dann können wir uns auch wieder den schönen Dingen des Lebens zuwenden, wenn es auch nur für Augenblicke ist.

Gibt es für dich eine Art »inneren Werkzeugkoffer«, wenn es um positive Energie in schwierigen Situationen geht?

Spontan traue ich mich zu behaupten, dass ich ein positiv denkender Mensch bin. Im Laufe der Jahre sowohl in der Hospizarbeit als auch in meiner Tätigkeit als Humorreferent habe ich mir einige Tools zugelegt, die mir in schwierigen Situationen als Rettungsanker zur Verfügung stehen. Zum Beispiel stelle ich mir manchmal in ärgerlichen Momenten genau diesen Ärger in zehn oder fünfzehn Jahren vor. Wie werde ich über diese Situation dann denken? Und schon muss ich schmunzeln. Entscheidend für mich ist, den Moment zuzulassen, offen für alles zu sein und mein Beurteilen zu reduzieren. Dann können überraschende Erlebnisse entstehen. Sicher ist nämlich, dass nichts sicher ist. Gerne gebe ich mir immer wieder selbst die Erlaubnis, das zu tun, was mir guttut, und nicht zu versuchen, die Erwartungen der anderen zu erfüllen. Ich kann auch über mich selbst lachen, schließlich sind wir alle nicht perfekt, und das macht uns menschlich. Oft sind es unsere Macken und Eigenheiten, die uns ein Stück liebenswerter machen.

Was bedeutet für dich echte Leichtigkeit und wo unterscheidest du sie von bloßer Oberflächlichkeit?

»Authentizität« heißt da mein Zauberwort. Es bedeutet, Gedanken und Gefühle jederzeit zuzulassen und im Einklang mit mir selbst und meiner Umgebung zu sein. Wenn ich mich wohlfühle und mir keinen unnötigen Druck auferlege, weil ich irgendwelche Erwartungen erfüllen muss, dann kann ich Herausforderungen mit Offenheit und Gelassenheit begegnen, ohne von Angst oder Stress überwältigt zu werden. Oberflächlichkeit ist oft von gesellschaftlichen Erwartungen geprägt und bringt nur kurzzeitige Vergnügungen, aber keine tiefere Erfüllung.

Gab es einen Moment, in dem du laut gelacht und dich gefragt hast: »Darf ich das überhaupt hier?«

Zu Beginn meiner Hospizarbeit war ich in vielen Begegnungen sehr ehrfürchtig und zurückhaltend. Das Thema »Sterben« war natürlich eine todernste Sache, bis ich eines Tages einer Patientin begegnet bin, die mich mit folgenden Worten begrüßte: »Herr Gruber, Sie sind so ein positiver Mensch! Sie gehören eigentlich eingerahmt und aufgehängt!« Es war einige Sekunden still, bis wir beide lauthals lachen mussten. Uns beiden war plötzlich bewusst, dass das gut gemeinte Kompliment seine Aussage etwas verfehlt hatte. Aber das gemeinsame Lachen hat in der Folge einiges verändert. Diese Patientin hatte Vertrauen zu mir gefasst und erzählte mir von diesem Moment an tiefgreifende Dinge aus ihrem Leben, die sie nur mir anvertraute. In dieser Zeit habe ich die Kraft des Humors zu schätzen gelernt. Humor kann überall lauern und taucht oft dort auf, wo man ihn am wenigsten erwartet, zum Beispiel in so außergewöhnlichen und bedrückenden Situationen, wie sie in einer Hospizeinrichtung an der Tagesordnung sind.

Gibt es eine Erkenntnis aus deiner Arbeit, die dir zeigt: Auch wenn das Leben endet, bleibt etwas Leuchtendes zurück?

In vielen Gesprächen und Momenten mit Sterbenden und deren Angehörigen habe ich eine tiefe Verbundenheit gespürt. Ich durfte lernen, wie wichtig es ist, im Hier und Jetzt zu leben. In der Hospizarbeit braucht es Entschleunigung und eine achtsame Präsenz. Ein wacher Geist, der sich immer neu orientieren kann, ist Voraussetzung dafür, dass sich ein Gefühl von Frieden und Erfüllung einstellen kann. Hier kann eine humorvolle

Grundhaltung äußerst hilfreich sein, eine heilsame Distanz zu belastenden Themen herzustellen. Humor bedeutet auch, sich immer wieder an die unterstützende Kraft von Lachen und Freude zu erinnern, sie wertzuschätzen und einzusetzen. Daraus kann auch in schwierigen Momenten eine entspannte Leichtigkeit entstehen, von der alle Beteiligten in hohem Maße profitieren. Geschichten, die wir erzählen, und Verbindungen, die wir aufbauen, bestehen auch nach unserem Abschied weiter. Ich habe in meiner Hospizarbeit erkennen dürfen, dass die positiven Eindrücke und Erlebnisse auch nach unserem physischen Ableben weiterleben können. Jeder wohlwollende Gedanke, jedes Gespräch über einen verstorbenen Menschen ist ein Leuchten, das bleibt.

Hast du Rituale, Gewohnheiten oder kleine Tricks, die dir helfen, im Alltag dein inneres Strahlen wachzuhalten?

Wenn es mir gelingt, dann versuche ich in allen Lebenssituationen auf meine Gefühle zu achten. Wenn es mir nicht gut geht, dann ist es mir auch nicht möglich, nach außen zu strahlen. Ich versuche, möglichst viel Zeit mit positiven Menschen zu verbringen, die mir guttun. Zeit mit Freund:innen kann ein starkes emotionales Wohlbefinden und Lebensfreude bewirken. Auch regelmäßige Bewegung und Sport sind für mich wichtig, um mich geistig fit und positiv motiviert zu halten. Aber ich habe für mich auch einige kleine Tricks entdeckt, die meine positive Lebenseinstellung unterstützen. Ein von mir sehr geliebtes »Wundermittel« ist das Vertreiben des »Morgenmonsters«: Wenn ich mein tägliches Morgenmuffelgesicht im Spiegel betrachte, probiere ich einige Gesichtsausdrücke aus und suche mir dann das Gesicht aus, das mir am besten gefällt, und nehme es mit in den Alltag. Schließlich müssen an diesem Tag sehr viele Menschen dieses Gesicht betrachten und meistens ist es ein lächelndes.

Was wünschst du dir für unsere Gesellschaft im Umgang mit Lebensfreude, Verletzlichkeit und Abschied?

Sterben ist natürlich nicht lustig. Es ist wichtig, offen über den Tod zu sprechen und das Thema nicht totzuschweigen. Viele Menschen haben Angst, allein gelassen zu werden, haben Angst vor Schmerzen, vor geistigem und körperlichem Verfall, vor dem Abschiednehmen. Gerade in diesen Momenten kann es für alle Betroffenen sehr hilfreich sein, die Perspektive von den belastenden auf die positiven und kraftspendenden Ressourcen zu lenken. Dafür muss unsere Gesellschaft Rahmenbedingungen bereitstellen, um ein angstfreies und wohlwollendes Miteinander zu schaffen und zumindest zeitweise für Entlastung zu sorgen. Lebensqualität ist tatsächlich bis zum letzten Atemzug möglich. Für medizinisches und pflegerisches Personal kann eine gesunde Prise Humor ein unverzichtbares Handlungsinstrument sein, um die eigene Hilflosigkeit und das Scheitern besser annehmen zu können. Humor verkörpert eine Strategie, die wir definitiv kultivieren und effektiver nutzen sollten. Er lässt uns überleben und schwierige Situationen meistern, er eröffnet uns überraschende neue Lösungsansätze, er sorgt für emotionale Entlastung, er hilft uns, ein heilsames und gesundes Gleichgewicht herzustellen, und er erinnert uns an unseren elementarsten Lebenssinn, nämlich glücklich zu sein!

Das macht den Humor für uns alle so wichtig. Er ist eine Strategie, um das private und berufliche Leben erfolgreicher und glücklicher zu gestalten. Sinn für Humor zu haben, bedeutet vor allem, dass man Vertrauen in den eigenen Humor gewinnt. Schließlich ist alles in uns darauf ausgelegt, glücklich zu sein. Wir können uns zwar ständig über die Unzulänglichkeiten des Alltags ärgern, sind aber nicht dazu verpflichtet.

Um den Fokus stärker auf die kräftigenden und entlastenden Augenblicke zu lenken, habe ich auf unserer Station vor einigen Jahren ein Humortagebuch eingerichtet. Das kann ich übrigens für alle Institutionen und Firmen wärmstens empfehlen! Ich habe begonnen, heitere Momente und lustige Aussprüche von Patienti:nnen, Angehörigen und Kolleg:innen aufzuschreiben. Wie oft bleiben wir doch in unseren Erinnerungen an den tragischen Momenten hängen. Das Humortagebuch hat uns geholfen, diese Perspektive ein kleines Stück zu »verrücken«. Seither achten auch meine Kolleg:innen vermehrt auf diese fröhlichen und wohltuenden Augenblicke und befüllen fleißig das Tagebuch, das uns schon in so manchen schwierigen Teambesprechungen ein wenig erheitern konnte. Darin findet man zum Beispiel Eintragungen wie diese: »Ein Patient über das Sterben: Einige tun sich ganz leicht, aber manche plagen sich dabei zu Tode!«

Lieber Werner, vielen Dank für deine erhellenden wie berührenden Ansichten, Ausführungen und deine Zeit, die uns damit geschenkt hast.

Wer mehr über die Arbeit von Werner Gruber wissen möchte, dem empfehle ich von Herzen seine Webseite mit vielen weiteren Themen über die schönste Nebensache der Welt und Informationen zu seinen Vorträgen, Seminaren sowie zahlreichen Veröffentlichungen und Pressetexten.

Werner Gruber

Website: https://www.gepflegterhumor.at

App-solut freudlos

Wir marschieren weiter und irgendwie wird gerade das Dickicht des Dschungels immer herausfordernder, man sieht nicht mehr, wohin man tritt, unser Kompass spielt verrückt ... Sind wir vielleicht von unserem Pfad abgekommen?

In einem Buch, in dem die Freude die Hauptrolle spielt, ist es für mich fast Pflicht, auch Quellen oder versteckte negative Orte zu finden, die unsere Freude nicht zulassen, die Energie für Freude absaugen oder auf Dauer sogar vernichten. Jetzt sind wir mittendrin!

Von einem Expeditionskollegen habe ich die Information bekommen, dass wir uns auch ernsthafte Gedanken über die Flut an Regeln und Verboten, über immer neue, unreflektierte und sinnentfremdete Vorgaben und Gesetze und über die überbordende Bürokratie machen müssen.

Weil es mir so wichtig ist, an dieser Stelle gleich einmal eine vorausschauende Feststellung:

Wir verlieren gerade etwas, das unbezahlbar ist: unsere gute Laune, unsere innere Zufriedenheit und das heitere, unbeschwerte Gefühl, das wir doch so gerne ausstrahlen möchten, es aber immer weniger tun. Freude an der Arbeit. Freude am Miteinander. Freude daran, Dinge einfach zu tun, ohne vorher siebzehn digitale Hürden zu nehmen.

Früher war ein Projekt ein Projekt. Heute ist es ein Projekt PLUS drei neue Softwareapplikationen, fünf Zugänge mit Lizenzgebühr, zehn Passwort-Resets und eine Stunde Klick-Marathon. Und wenn du endlich anfangen könntest, sind Freude und Motivation längst verflogen.

Im Privatleben sieht es nicht besser aus: Wir wollen einen gemütlichen Spieleabend planen, aber dann diskutieren wir fünfundvierzig Minuten lang, ob wir die WhatsApp-Gruppe, die Doodle-Umfrage, den Google-Kalender oder die neue KI-Planer-

App nutzen. Ergebnis: Am Ende ist uns die Lust vergangen. Wir verplanen uns die Freude – buchstäblich.

Die »Ich-löse-all-deine-Probleme-Mafia«: Ich kann es schon nicht mehr lesen oder hören, aber irgendwie kommt man diesen Sales- und Versprechungstorpedos gar nicht aus. Ich zumindest schaffe es nicht! Noch nicht!

»Mit dieser App organisierst du endlich dein Leben!«

»Mit diesem Tool bleibt endlich mehr Zeit für dich!«

Ach ja? Und mit dem nächsten Thermomix kocht sich auch das Abendessen von selbst, während sich die Küche eigenständig putzt.

Und genau das ist der Trick: Plug and Play! Man verkauft uns Geschwindigkeit als Glück. Noch schneller, noch mehr, noch intensiver, so lautet das heimliche Mantra.

Doch wissenschaftlich ist längst erwiesen: Je mehr Reize wir in den Kopf schütten, desto weniger Freude bleibt hängen. Psycholog:innen sprechen von der »hedonischen Tretmühle«: Wir laufen dem Glück hinterher und bleiben trotzdem an derselben Stelle. Nur müder.

Während im Silicon Valley die Nerds ihre nächste coole Software feiern, die in Wahrheit keiner mehr braucht, sitzt Veronika Mayerhofer am Küchentisch, starrt auf ihr neues »Produktivitätstool« und fragt sich: »Muss ich jetzt studiert haben, um eine Einkaufsliste zu schreiben?«

Oder nehmen wir Rudolf Lotzky, 53, Bauleiter. Er will einfach nur seine Schichtpläne sehen. Dafür braucht er jetzt ein Passwort mit 27 Sonderzeichen, einen SMS-Code und die Geduld eines Zen-Mönchs, um durch die Menüs zu kommen. Das kann doch nicht sein.

Freude an der Arbeit? Fehlanzeige. Statt Begeisterung spüren wir Müdigkeit, statt Motivation Resignation.

Das Paradoxe: Je mehr wir dieses »Tech-Junk-Food« konsumieren, desto weniger Freude haben wir.

Barry Schwartz hat es als »Auswahlparadox« bezeichnet: Eine Fülle an Möglichkeiten sorgt nicht für mehr Glück, sondern für Entscheidungslähmung und Frustration. Bei uns hieß das früher »Mediamarkt-Paradoxon«: Du wolltest eine Digitalkamera kaufen, hast dich informiert, welche Features dir besonders wichtig sind, gingst zum Elektromarkt und wurdest dort von der Vielfalt und Vielzahl der angebotenen Digitalkameras mehr oder weniger erschlagen. Fazit: Du gingst aufgrund von massiver mentaler Überforderung OHNE Kamera nach Hause.

Heute haben wir nicht nur einige Optionen, wir haben Millionen. Wir sind in einem globalen Supermarkt der Informationen, und damit ist der emotionale Super-GAU perfekt.

Software, die uns auslaugt: Studien? Ja, die gibt es auch:

- Laut Bitkom fühlen sich fast zwei Drittel der Beschäftigten durch digitale Tools eher überfordert als unterstützt.
- 40 Prozent klagen, dass ihre Arbeitssoftware »unlogisch« sei, was höflich ist für: »Ich könnte den Laptop gegen die Wand werfen.«
- Jeder Dritte gibt an, dass allein die Bedienung von Programmen Stress auslöst.

Stress ist der natürliche Feind von Freude. Wer Energie in »kinderleichte« Software-Installationsmenüs versenkt, hat keine mehr übrig für echte Begeisterung.

Was mich persönlich nervt: Diese ewigen Alles-müssen- und Alles-wissen-Trends. Jeder Tweet, jeder Newsletter, jedes Pop-up-Dingsbums will mich zu einem besseren, gesünderen, produktiveren Ich formen. Und ich denke mir: »Halt die Klappe! Lass mich!« Denn hinter diesem digitalen Lärm lauert das echte Problem: Wir verlieren unsere Fähigkeit, zu genießen. Wir verlernen, im Jetzt zu sein. Wir verlernen, langweilig zu sein. Ja, du hast richtig gelesen: Wir verlernen, uns zu langweilen. Aus Langeweile kann echte Kraft entstehen. Die Vorbeugung von Burn-out ist nämlich nicht Action, sondern Stille.

Der koreanische Philosoph und Kulturwissenschaftler **Byung-Chul Han** hat das in seinem Buch *Müdigkeitsgesellschaft* bereits 2010 wunderschön beschrieben, das 2016 auch als Dokumentation verfilmt wurde:

Wir ruinieren uns nicht durch äußere Peitschenhiebe, sondern durch inneres Selbstpeitschen. Immer produktiv, immer verfügbar, immer fit, bis wir tot umfallen, aber immerhin digital perfekt dokumentiert. Unsere Zeit nimmt eine gefährliche Entwicklung, die die Menschen entmündigt und krank macht.

Medizinisch sieht es ähnlich düster aus: Dauerstress erhöht das Risiko für Herzinfarkt, Depression und Schlafstörungen. Man könnte fast sagen: Wir sterben gesünder, nur früher.

Und der Tech-Wahnsinn geht dennoch immer weiter, immer schneller schnürt er uns ein! Die Tech-Jungs (und ja, da gibt es natürlich auch viele Bit-getriggerte Mädels) sind wie Dealer und hauen uns im Wochentakt den nächsten Stoff um die Ohren. »Dieses Mal wird alles anders! Versprochen!« Und wir? Wir klicken. Installieren. Hoffen. Scheitern. Freude bleibt da keine übrig, höchstens das flaue Gefühl, schon wieder hereingefallen zu sein.

Natürlich könnten wir das alles ändern, doch wir tun es nicht. Stattdessen buchen wir Achtsamkeitskurse und Detox-Retreats in Thailand, um die eigene Hektik effizienter zu ertragen.

Wir streamen Podcasts über Entschleunigung mit doppelter Abspielgeschwindigkeit. Wir kaufen noch mehr Apps, die uns sagen, wann wir vom Bildschirm wegschauen sollen. Der Witz ist: Wir bezahlen Geld, damit uns ein Algorithmus daran erinnert, einmal wieder kurz in den Himmel zu schauen. Aber vielleicht braucht es gar keine App, sondern nur ein bisschen Mut zum Widerstand.

Natürlich ist das nicht die Lösung aller Probleme. Die Welt wird nicht langsamer, nur weil wir auf die Bremse treten. Sie wird dich weiterhin bombardieren mit Infos, Angeboten,

Lebensoptimierungs-Tools. Sie wird dich und mich weiterhin drängen, verführen, animieren und täuschen. Aber du kannst widerstehen. Du kannst dich weigern. Du kannst dir selbst die Bremse sein, und wenn ich das jetzt gerade schreibe, sehe ich mich selbst im Spiegel an.

Ich bin selbst oft ein Getriebener und vielleicht ist genau das die Revolution: langsam sein in einer schnellen Welt. Freude wächst nicht im Rauschen, sondern in den Pausen dazwischen.

Der Overkill oder warum die Gebrauchsanweisung der neuen Fernbedienung vierzig Seiten hat. Nein, ich will nicht die Steinzeit der Kommunikation verherrlichen. Ich finde nur, manche einfache ausgewählte »Tools« haben uns damals das Leben wirklich stark vereinfacht, ohne uns mental zu überfordern:

Früher hatten wir Kalender, Telefon, Post-its und fertig.

Heute haben wir:

- einen Kalender (privat),
- einen zweiten Kalender (beruflich),
- MS Teams, Zoom, Wrike, WebEx, Telegram, Tile, mydlink und WhatsApp,
- zwei unterschiedliche Passwortmanager,
- fünf To-do-Apps und natürlich ein KI-Tool, das die To-dos sortiert, die wir nie erledigen,
- und dann noch eine App namens SAFE, eine – nomen est omen – wirklich sichere Sicherung der zwei Passwortmanager – das Fort Knox des kleinen Mannes – als virtuelle, cloudbasierte, natürlich kostenpflichtige Sicherheitszentrale – selbstverständlich doppelt passwortgeschützt.

Diese App wurde mir von IT-Spezialist:innen dringend empfohlen:

»Sie wissen schon, Herr Doktor, die Hacker sind da immer auf dem neuesten Stand. Ganz sicher ist eh nix, außer der

Tod, aber anscheinend der auch bald nicht mehr ... Aber da sind Sie ja der Spezialist.«

Und dann wundern wir uns, warum wir keine Luft mehr kriegen und keine Freude mehr hochkommt. Nicht weil Technologie böse wäre, sondern weil wir sie unkritisch vergöttern.

Die Lösung? Weniger Hype, mehr Haltung. Weniger Tools, mehr Klarheit. Weniger Klicks, mehr Bewusstsein.

- **FRAGE DICH:** Macht mich dieses Tool wirklich glücklicher oder nur abhängiger?
- **ERINNERE DICH:** Freude entsteht, wenn etwas einfach geht, wenn es Sinn ergibt, nicht wenn es kompliziert ist.
- **SAG NEIN:** Freude wächst, wenn du Ballast abwirfst, auch digitalen.

Denn am Ende gilt: Keine App schenkt dir Freude, das kannst nur du. Und vielleicht ist es die schönste und mutigste Rebellion gegen diesen Technologie-Tornado, wenn du Dinge weglässt.

Lies nicht alles. Sieh dir nicht alles an. Lade nicht alles herunter.

Ich meine das vollkommen ernst: Manchmal ist der höchste Akt der Selbstfürsorge ein mit Absicht gesetztes »Nein, danke«. Ein digitaler Hungerstreik, ein Boykott der Dauerberieselung.

Ich weiß, das klingt radikal, vielleicht auch unmöglich. Mir fällt es auch oft schwer. Manchmal muss man erreichbar sein (oder glaubt, es sein zu müssen), man will mitreden, mitmachen, up to date sein. Aber es gibt auch Räume, kleine Inseln, die größer werden müssen, in denen du dir eine Auszeit nehmen kannst. Und genau dort liegt die Chance, die Forschungsreise des Herzens zu starten: die analoge Expedition Freude.

Diese Etappe war jetzt ganz schön anstrengend, oder? Aber auch das gehört zu unserer Entdeckungsreise auf der Suche nach der Freude.

Über die Lust an dem verspielten Wunderwerk der Freude in herausfordernden Zeiten

Otmar ist für mich seit vielen Jahren nicht nur ein wundervoller Wegbegleiter, sondern auch ein geschätzter Freund. Obwohl wir beide mit dem Thema Humor bei unseren Kund:innen unterwegs sind, sehen wir unser Tun als ein befruchtendes Miteinander statt als konkurrenzbehaftetes Nebeneinander.

Otmar Kastner ist für viele ein Leuchtturm des unkonventionellen Denkens, ein humorvoller Rebell mit Tiefgang. Für andere ist er ein Provokateur, der bewusst Grenzen verschiebt, um neue Räume für Erkenntnis und Veränderung zu öffnen. In diesem Interview will ich von ihm erfahren, wie Humor, Energie und Führung zusammenwirken und was es bedeutet, trotz (oder gerade wegen) der Schwere unserer Zeit leicht zu bleiben.

Otmar, du bist für viele ein Vorbild für Mut, Umdenken und Lebensfreude – für andere ein ruheloser Spinner. Was machen diese gegensätzlichen Wahrnehmungen mit dir, und wie fühlt sich für dich tiefe Freude an, körperlich, geistig, energetisch?

Vor Jahren war ich eingeladen, für GEDANKENtanken – später Greator – bei einem großen Event in der Wiener Stadthalle eine Keynote zu halten. Stefan Frädrich, Erfinder von GEDANKENtanken, hat mich angekündigt als »the godfather of craziness«. Da dachte ich mir: Na gut, wenn schon godfather of craziness, dann richtig.

Ich habe damals erstmals mit den Menschen auf den Stühlen getanzt – zweitausend Leute auf diesen Polsterklappstühlen in der Stadthalle. Es war aufgebaut auf einer Story über Größe, Souveränität und Über-sich-Hinauswachsen. Die Menschen hatten Spaß. Sie haben gelacht, getanzt, getobt. Und genau da war es: Mut, Umdenken, Lebensfreude – und natürlich für manche der Beweis: »Der Typ ist ein ruheloser Spinner.«

Und weißt du was? Ich habe in meinem Leben erfahren, dass ich das alles gleichzeitig sein kann – mutig, verrückt und voller Lebensfreude. Für mich bedeutet Mut, immer wieder aufzubrechen, mich neu zu erfinden, Dinge zu tun, die vorher noch nicht da waren.

Und Craziness ist nicht nur einer meiner wichtigsten Werte, sie ist Teil meiner Bestimmung, meiner Berufung. Das kommt direkt aus meinem Herzen – Dinge zu ver-rücken. Denn so vieles im Leben ist starr, rigide, blockiert. Hinter dieser Starre – in meinen Vorträgen und Workshops nenne ich das die »graue Schale« – liegt diese Lebendigkeit, die pure Lebenslust, eine tiefe Lebensfreude, der bunte Kern, der unsere wahre Essenz ausmacht.

Ich sehe meine Aufgabe darin, mit meinem transformativen Humor diese graue Schale aufzuschmelzen und die Menschen wieder in Bewegung zu bringen, sie erkennen zu lassen, wer sie wirklich sind.

Wie unterscheidest du zwischen Klamauk und transformativem Humor?

Für mich ist Klamauk etwas, das lustig ist, aber keinen tieferen Sinn hat. Und das ist völlig okay – Klamauk kann sehr hilfreich sein, wenn es darum geht, eine Situation einfach einmal zu unterbrechen. Er ist auch sehr hilfreich, um uns aus den Verurteilungen herauszuholen. Klamauk und Slapstick machen uns unschuldig, und zwar deswegen, weil da vieles gezeigt wird, was eigentlich nicht sein darf. Wenn irgendwo Starrheit herrscht, eine eingefrorene Stimmung, dann reicht manchmal ein absurder Witz oder eine völlig unsinnige Handlung und schwups, ist der Druck weg. Aber Klamauk allein ist noch nicht Transformation.

Transformativer Humor dagegen ist für mich die Königsdisziplin. Das ist wie ein Scheinwerfer, den du auf eine Situation richtest. Plötzlich entlarvt der Humor das, was vorher ernst und unverrückbar schien. Und dann passiert dieser magische Moment: Die Menschen lachen, aber nicht nur, weil es lustig ist, sondern weil sie etwas erkennen. Über sich selbst, über ihre Situation, über ihr ganzes System. Dieses Lachen ist wie ein Befreiungsschlag.

Das Lachen ist hier wie Öl. Es macht starr Gewordenes wieder geschmeidig. Diese Verbindung aus Humor, Erkenntnis und befreiendem Lachen ist Transformation, die bleibt.

In Kurzform: Klamauk ist wie ein Luftballon: lustig, leicht, schnell aufgeblasen – und puff, weg. Transformativer Humor ist wie ein Heißluftballon: Er hebt dich wirklich und bietet dir eine neue Perspektive.

Wie zeigt sich »verlorene Lebenskraft« in Körpersprache und Tun?

Verlorene Lebenskraft kennt jeder, kein Mensch bleibt davon verschont. Sie zeigt sich überall: 24/7, 360 Grad – im Privaten genauso wie im Beruflichen.

Man erkennt das daran, dass wir uns mit unserem Verstand verwechseln. Er liefert ununterbrochen Gedanken, wobei die negativen meist in der Überzahl sind. Aber das Entscheidende ist: Solange wir uns mit irgendeinem dieser Gedanken identifizieren – ob positiv oder negativ – fehlt uns der Abstand, und wir sind vom Verstand gesteuert.

Der Verstand erzeugt Druck in beide Richtungen: Der positive Satz lautet: »Wir müssen das unbedingt schaffen!« Der negative Satz heißt: »Das geht sich niemals aus!« Wer keinen Abstand dazu hat, landet in einem absurden Fahrmanöver: Vollgas geben und bremsen zugleich.

Im Privaten bedeutet das, dass Menschen krank oder depressiv werden oder sich zurückziehen. In Unternehmen äußert es sich als innere Kündigung, als Jammerkultur, als Entscheidungsun-

fähigkeit. All das führt dazu, dass das, wofür wir eigentlich hier sind – nämlich um zu erschaffen, zu entwickeln, Neues entstehen zu lassen –, immer schwieriger, langsamer und schwerfälliger wird.
Ein Mensch ohne Lebenskraft ist wie ein Smartphone mit drei Prozent Akku – es ist alles noch irgendwie da, aber wehe, du öffnest noch eine App, dann bricht alles zusammen. Oder wie ein Luftballon, aus dem langsam die Luft entweicht. Erst hängt er nur ein bisschen schlaff herum, dann liegt er traurig in der Ecke.

Was würde passieren, wenn ein Unternehmen eine Woche lang nichts außer Freude erlaubt?

Was für eine geniale Frage! Eine Woche lang nichts außer Freude – ich glaube, das wäre der Beginn einer umfassenden Transformation. Freude – wahre Lebensfreude – ist doch genau das, was uns Menschen ausmacht. Ich sage gerne: Wenn wir auf diesen Planeten kommen, dann werden wir mit zwei Dateien geliefert: mit liebe.exe und mit ekstase.exe.
Liebe.exe ist die tiefe Verbundenheit mit uns selbst, mit anderen Menschen, mit dem ganzen Planeten. Ekstase.exe ist die pure Lebensfreude, das Staunen über den Sonnenschein, das Lachen im Regen, der Genuss beim Riechen, Schmecken, Hören oder Fühlen.
Wenn wir eine Woche lang nur Freude erlauben würden, dann würde das vieles verändern. Plötzlich würden Lösungen sichtbar, die wir auf der Ebene der Probleme niemals sehen konnten. Es würden Bindungen in Teams entstehen, die tiefer und lebendiger sind und als Katalysator für Lebendigkeit fungieren.
Ein Unternehmen, das eine Woche lang nur Freude erlaubt, würde zu einem Leuchtturm werden. Ich bin sicher: Wenn die Firma das durchzieht, dann wird auch die Zahl der Bewerbungen in die Höhe schnellen.

Gibt es einen Zusammenhang zwischen kindlicher Verspieltheit und unternehmerischer Innovationskraft?

Ja, ganz sicher gibt es einen direkten Zusammenhang zwischen kindlicher Verspieltheit und unternehmerischer Innovationskraft. Als Kinder sind wir mit unserem vollen Potenzial nicht nur verbunden, sondern wir leben es. Wir probieren aus, wir spielen, wir schlüpfen in Rollen hinein und wieder heraus. Wir bauen, wir erfinden, wir kreieren.

Und genau das brauchen Unternehmen heute dringender denn je: Innovationskraft, die aus dieser Verspieltheit entsteht. Sie ist die Schwester der Kreativität und der Intuition.

Albert Einstein hat es auf den Punkt gebracht: »Der intuitive Geist ist ein heiliges Geschenk und der rationale Verstand sein treuer Diener.« Und weiter: »Was haben wir gemacht? Wir haben das Verhältnis umgedreht. Wir haben den rationalen Verstand zum Meister erhoben und die Intuition zum Sklaven degradiert.«

Einstein hat seine größten Ideen nicht am Schreibtisch gehabt, sondern in der Badewanne. Genau so funktioniert es auch bei uns. Inspiration kommt nicht in der Exceltabelle, sondern beim Spaziergang, beim Träumen, manchmal sogar auf der Toilette. Dieses Spielerische, dieses Leichte öffnet das Tor zu Kreativität und Innovation.

Die großen Genies dieser Erde – Picasso, Tesla, Leonardo – sie alle haben gespielt. Sie haben ihre kindliche Verspieltheit nicht verloren, sondern kultiviert. Genau das braucht es, um Innovation lebendig zu halten.

Was passiert, wenn Unternehmen diese Verspieltheit verlieren, wissen wir auch. Kodak – einst einer der größten Player im Filmbusiness – hatte in den 1970er-Jahren 145 000 Mitarbeiter:innen. Doch sie sind in der Angst steckengeblieben. Sie haben nicht weitergespielt, nicht weiterkreiert. Sie haben die digitale Kamera nicht weiterentwickelt und mussten 2012 Konkurs anmelden.

Das zeigt: Wer die kindliche Verspieltheit verliert, verliert die Innovationskraft. Ohne Innovation überlebt kein Unternehmen der Welt. Kindliche Verspieltheit im Business ist kein Luxus, sondern das Betriebssystem für Innovation. Ein spielendes Kind kann aus einem Karton ein Raumschiff bauen. Ein:e verspielte:r Unternehmer:in kann aus einer verrückten Idee ein Milliardenbusiness machen. Wer also Innovation will, braucht nicht mehr Meetings, sondern mehr Sandkästen und vielleicht auch ein paar Badewannen.

Wann hast du einmal gegen deine eigene Leichtigkeit gearbeitet, und was war die Folge?

Vor etwa fünfzehn Jahren habe ich gegen meine eigene Leichtigkeit gearbeitet. Ich stand viel auf der Bühne, hatte volle Säle, Applaus, Erfolg – und doch hat da etwas nicht gestimmt. Ich war zu einer Marionette meiner eigenen Performances geworden. Ich habe mein Programm abgespult, mir auf der Bühne selbst zugeschaut, wie ich sprach und wie ich agierte. Nach außen hin hat es funktioniert, aber innerlich war ich leer und ausgebrannt.

Das Publikum hat es gespürt. Es hat einen perfekten Vortrag gesehen, aber das Leuchten, der Funke, der überspringt, war verschwunden. Das hat mich immer mehr ins Burn-out gekickt.

An einem Punkt habe ich mich meiner Angst gestellt. Man könnte auch sagen, ich bin meiner Freude gefolgt, die aber anfangs von der Angst überlagert war. Ich habe mir eine Auszeit genommen und bin aufs Land gezogen. Meine neuen Routinen waren: früh aufstehen, hinausgehen in die Natur, mich wieder wahrnehmen, atmen, leben. Ich habe auch Weiterbildungsworkshops besucht. Und langsam, Schritt für Schritt, habe ich mich neu entdeckt. Ich habe neue Dinge ausgearbeitet, mich weiterentwickelt, mich neu erfunden.

So ist das Feuer zurückgekommen. Dieses Feuer ist entscheidend, ob auf der Bühne oder im Alltag. Denn nur wenn ich selbst brenne, kann ich andere an ihr Feuer erinnern. Nur dann leuchten die Augen im Publikum, nur dann springt der Funke über. Das ist die wichtigste Lektion, die ich damals gelernt habe.

Wie unterscheidest du gute Laune von echter Herzlichkeit?

Ich bin in Oberösterreich aufgewachsen und kenne Feuerwehrfeste und Zeltfeste. Dort steht »gute Laune« immer ganz oben. Die Leute kommen, wollen unterhalten werden, die Musik spielt, die Moderation bringt Witze, es gibt lustige Aktionen – und es funktioniert. Es entsteht gute Laune und das ist etwas Wunderbares. Gute Laune steckt an. Sie hebt Menschen an, sie macht leichter. Wenn man irgendwo feststeckt, kann gute Laune wie eine frische Brise sein, die einen wieder in Bewegung bringt. Ich möchte das auf keinen Fall kleinreden – gute Laune hat ihren Platz.

Aber echte Herzlichkeit geht tiefer. Herzlichkeit ist mehr als ein Lachen über einen guten Witz. Sie berührt im Herzen. Sie schafft einen Moment, in dem etwas aufleuchtet. Ich spüre es auf der Bühne: Guter Humor bringt ein Lächeln ins Gesicht, aber Humor mit Tiefe – Humor, der das Herz berührt – bringt ein Leuchten in die Augen.

Das ist echte Herzlichkeit. Sie entsteht, wenn Humor mit Liebe verbunden ist. L. I. E. B. E. ist für mich eine Abkürzung: **L**ass **i**mmer **e**ine **B**rücke **e**ntstehen. Herzlichkeit baut Brücken – zwischen Menschen und zwischen Herzen. Genau darin liegt die Transformation.

Gibt es einen Unterschied zwischen österreichischer und internationaler »Freudekompetenz«?

Diese Frage bekomme ich oft gestellt, wenn ich in Deutschland oder international unterwegs bin: Gibt es eigentlich Unterschiede im Humor und in der »Freudekompetenz« zwischen Österreich und anderen Ländern?

Eines der größten Komplimente habe ich in diesem Zusammenhang in Birmingham in England bekommen. Nach einer Performance kam ein Engländer direkt zu mir, schaute mir in die Augen und fragte: »Sag mal, bist du wirklich Österreicher oder bist du Engländer, der sich als Österreicher ausgibt?« Für ihn war es unvorstellbar, dass ein Österreicher diesen Humor haben kann, denn die Engländer sind ja sehr stolz auf ihren Humor. Ich habe mich über diese Frage sehr gefreut.

Ich glaube, wir Österreicher haben tatsächlich etwas sehr Eigenes. Wir stehen ein bisschen zwischen den Welten: zwischen den rationalen, ernsten Deutschen und den emotionalen, lebenslustigen Italienern. Wir können beides: Wir begreifen den klaren, rationalen Verstand und wir haben gleichzeitig diese emotionale Leichtigkeit. Das ist wie eine gute Balance zwischen linker und rechter Gehirnhälfte.

Dazu kommt unser ganz eigener österreichischer Charme – eine Mischung aus Bergvolk und Kaiserstadt. Einerseits fast wie ein Zwergen- oder Elfenvolk, verwurzelt in den Alpen, und andererseits das elegante, kaiserliche Wien. Daraus entsteht diese Haltung: »Na, wird schon gehen, halb so schlimm, ein Glas Wein und dann passt das schon wieder.« Diese entspannte Gelassenheit ist typisch österreichisch und sie trägt eine ganz eigene Form von Freude in sich.

Danke, lieber Otmar, für diese Tiefe der Freude und Leichtigkeit. Danke für deine Klarheit und deine »Craziness«. Danke dafür, dass du uns zeigst: Wer Freude lebt, verändert Systeme. Und wer sich traut, Spinnerin oder Spinner zu sein, inspiriert andere, wieder Mensch zu werden.

Du hast so recht: Freude ist ansteckend, wenn sie auf Authentizität trifft. Humor ist kein Ablenkungsmanöver, sondern eine Brücke zu uns selbst und zu anderen.

Fröhlichkeit, Mut, Leichtigkeit und Führungskraft: Du hast uns gezeigt, wie eng diese Qualitäten miteinander verwoben sind. Du erinnerst uns daran, dass Humor kein Klamauk sein muss, sondern ein Schlüssel: zum Aufbrechen von Starre, zum Erkennen neuer Perspektiven, zum Freilegen unserer Lebendigkeit.

Deine Botschaft ist so einfach wie radikal: Freude ist kein Nice-to-have, sondern unsere eigentliche Kraftquelle – im Leben wie im Business. Mut heißt, immer wieder aufzubrechen, auch verrückt zu wirken, um das wirklich Wesentliche freizulegen.

Mehr zu Otmar, zu seinem neuen Buch, seinen Trainings und Performances als Empowerment-Speaker, Trainer und Consultant findest du hier:

Otmar Kastner

Website: https://www.otmarkastner.com

Freude per Dekret verboten – lasst die Freude endlich wieder rein!

Ich komme ja im Rahmen meiner Tätigkeit als Agenturinhaber und Vortragender mit vielen unterschiedlichen Firmenstrukturen und Konzernrichtlinien mit ihren Prozessvorgaben in Berührung.

So werde ich im Vorfeld meiner Vorträge immer öfter mit zwanzigseitigen, mit Klauseln und Strafandrohungen behafteten Vereinbarungen konfrontiert, bei denen ich mir jedes Mal denke: »Leute, ich soll für euch einen Erlebnisvortrag halten. Ich will das Unternehmen nicht kaufen!«

In einer Welt, die zunehmend durch Vorschriften, Gesetze und Verbote definiert wird, finden sich viele Kreative, Motivierte, Engagierte in einem Netz aus Restriktionen gefangen, die ihre Innovationskraft bremst. Diese Regulierungsdichte führt nicht nur zu enormer Frustration und Resignation, sondern verhindert auch die Entstehung neuer freudvoller Ideen und Lösungen. Die unermessliche Bürokratie wird zum Gegenstand von Kritik, da sie oft viel mehr Probleme schafft, als sie löst.

Kleine Zahl gefällig? Laut einer aktuellen ifo-Studie summieren sich die Bürokratiekosten zum Beispiel in Deutschland auf bis zu 146 Milliarden Euro jährlich, in Österreich ist es im Verhältnis zur Einwohner:innenzahl ähnlich.

Oder werfen wir einen Blick auf die Datenschutz-Grundverordnung (DSGVO). Sie sollte unsere Daten schützen, hat aber stattdessen viele kleine Unternehmen und Vereine in den Wahnsinn getrieben. Was braucht seit einigen Jahren jede Website? Eine umfassende Datenschutzerklärung und Cookie-Banner, die mehr Verwirrung als Klarheit stiften. Anstatt unsere Daten zu schützen, haben wir eine Flut von »Ich-stimme-zu«-Klicks kreiert, die kaum jemand liest – ich zumindest nicht mehr.

Vorschriften als Kreativitätskiller:

BEISPIEL 1: DAS START-UP, DAS ZU FRÜH KAM. Stell dir vor, ein junges Start-up erschafft eine App, die das Potenzial hat, die Welt zu verändern. Die App »FeelGood« soll Menschen mit einem Klick glücklicher machen. Doch bevor sie auch nur ein Lächeln auf die Gesichter zaubern kann, wird sie von einer Lawine aus Richtlinien, Regularien, Nutzungsbedingungen und unzähligen Genehmigungsverfahren begraben. Die Gründer:innen finden sich in einem Meer aus Papier wieder, in dem ihre Kreativität zu ertrinken droht. Na ja, dann eben keine »FeelGood«-App!

BEISPIEL 2: DER KOCH, DER NICHT MEHR WÜRZEN DARF. Da ich sehr gerne koche, wechseln wir die Szene zu einem fiktiven Küchenchef. Dessen kulinarische Kreationen könnten die Geschmacksknospen zum Jubilieren bringen, um nicht zu sagen, dass förmlich Aquaplaning auf dem Gaumen entstünde, wären da nicht die Vorschriften.

Sein Traum, ein revolutionäres Gericht namens »Freiheitsfilet« zu kreieren, wird von absurden Hightech-Hygienevorschriften, Allergenkennzeichnungspflichten und einem Handbuch zur korrekten Tellerplatzierung zunichtegemacht. Was als kulinarische Ode an die Freiheit begann, endet als bürokratisches Sandwich.

Übrigens, ein Funfact am Rande: Wenn du das nächste Mal eine Pizza bestellst, solltest du sie dir ganz genau ansehen. Seit 2006 muss die traditionelle Spezialität gewisse Anforderungen erfüllen. Sie muss rund sein und einen Durchmesser von maximal 35 cm haben. Außerdem muss der Teigrand 1–2 cm dick sein, ansonsten darf die Pizza nicht höher als 0,4 cm sein.

Manchmal hat man das Gefühl, Freude und daraus resultierende Schaffenskraft wären per Dekret verboten worden. Nicht offiziell, aber spürbar. Zwischen ISO-Zertifizierungen, Digitalisierungsstrategien und dem neuesten Führungskräftetraining zur Compliance-Agenda EU/24-338/-98 bleibt ein Gefühl konsequent auf der Strecke: **echte, gelebte Freude bei der Arbeit**.

Es ist nicht so, dass niemand mehr arbeitet, ganz im Gegenteil: Wir leisten. Wir funktionieren. Wir sitzen unsere Stunden ab, erledigen unsere To-dos und machen Deadlines zu Lebenslinien.

Aber wer hat dabei noch Spaß? Wer spürt noch Begeisterung, Leichtigkeit, einen echten Sinn? Wer geht morgens ins Büro oder ins Homeoffice und denkt sich: **»Heute will ich wirklich etwas bewegen«** statt nur: »Hoffentlich stürzt MS Teams nicht wieder ab«?

Dabei ist die Sehnsucht nach Sinn und Freude größer denn je. Vor allem jüngere Generationen fordern es ein, nicht als Bonus, sondern als Grundbedingung.

Sie wollen spüren, dass ihre Arbeit etwas bewirkt, dass sie selbst wirken dürfen. Doch wenn man HR-Verantwortliche oder CEOs fragt, wie sie das Klima, das Miteinander im Unternehmen konkret beschreiben, erntet man meist betretenes Schweigen. Oder bestenfalls eine PowerPoint mit bunten Balkendiagrammen über Kantinenzuschuss, Dienstfahrrad und Onlineyoga (bitte vormerken: jeden Dienstagabend mit Frau Marianne).

Die Businessenergie fließt in das Überwinden von bürokratischen Hurden und nicht in Erfolg versprechende Leidenschaft!

Noch ein weiterer Workshop zur Prozessoptimierung macht kein gutes Betriebsklima. Wir sortieren unsere Welt und unsere Gefühle in positiv und negativ ein, in gut und schlecht. Die Freude bewerten wir als gut. Wieso um alles in der Welt grenzen viele von uns dann die Freude an der Arbeit und in der Arbeit aus?

Anstatt in Emotionen zu investieren, wird lieber das Budget für Datenserver verdoppelt. Man analysiert jede Mikrobewegung im Konzern, bis zur emotionalen Erschöpfung. Und wer dann vorschlägt, vielleicht einmal in ein bisschen Leichtigkeit zu investieren, bekommt ein müdes Lächeln und einen Link zum Resilienz-Onlinekurs geschickt. Ein Schelm, wer da an Ironie denkt.

Der wunderbare Schriftsteller Erich Kästner hat in den Fünfzigerjahren die Einführung eines neuen Unterrichtsfaches gefordert, nämlich das der Lachkunde.
Wir sollten mehr zu innerer Heiterkeit erzogen werden, statt ein Leben lang mit den »Dackelfalten der Probleme auf der Stirn« herumzurennen.

Noch einmal kurz zur Generation Z: Ich glaube, dass jede Generation ein Recht darauf hat, neu zu denken, ihr eigenes Umfeld zu generieren und eigene Wege zu gehen. Es gibt wunderbare Vertreter:innen dieser Generation, die engagiert, motiviert und respektvoll ihre beruflichen Erfolge feiern und auch mit uns erfahrenen, älteren Menschen in den kreativen und wertschätzenden Austausch gehen. Ich bin nämlich auch überzeugt davon, dass wir, die alten Hasen, vieles von den Jungen lernen können, gerade im Bereich Work-Life-Balance.

Ja, die Generation Z gilt in vielen Bereichen als laut und fordernd: Flexibilität, Sinn, Selbstverwirklichung. An Selbstbewusstsein mangelt es ihr nicht, im Gegenteil: Leider treten einige auf, als wäre jeder Raum ohne sie bisher unvollständig gewesen. Doch Loyalität und Verantwortungsbewusstsein sind Tugenden, die nicht automatisch mitwachsen, wenn man Forderungen stellt. Hier braucht es ein Geben und Nehmen, sonst kommt nämlich auf keiner Seite das Gefühl eines freudvollen Miteinanders auf.

Wie schon oben angeteasert: Die Älteren können von der Unerschrockenheit und Klarheit der Jungen lernen, die Jungen von der Verbindlichkeit und Geduld der Älteren. Denn Selbstbewusstsein ist wertvoll, aber erst im Zusammenspiel mit Verantwortung wird daraus echte Stärke. Und Freude!

Wie gelingt es, ein motivierendes gemeinsames, freudvolles Umfeld zu schaffen? Der Kern der Lösung: Wir haben es schlicht verlernt, Freude ernst zu nehmen und müssen sie wieder in den Fokus rücken!

Wir sehen sie primär als privaten Luxus, nicht als wirtschaftlichen Faktor. Dabei ist längst erwiesen, dass emotionale Intelligenz, Humor, Wertschätzung und Begeisterung **Produktivitätsbooster sind** – für Jung UND Alt!

Sie steigern Bindung, senken Fehlzeiten und fördern Innovationskraft. Und trotzdem steht alles, was mit echten menschlichen Regungen zu tun hat, auf der Prioritätenliste ganz weit unten, irgendwo nach dem Roll-out der neuen Buchhaltungsrichtlinie. Was ebenfalls ein Faktum ist und klar ausgesprochen werden muss: Arbeit macht nicht nur Freude. Es gibt immer wieder Situationen und Phasen am Arbeitsplatz mit dem Chef oder mit Kolleg:innen, die dafür sorgen, dass wir andere Gefühle empfinden.

In Wahrheit fürchten sich allerdings viele Unternehmen bzw. Führungskräfte mehr vor Freude als vor Konflikten, da sie sich im Laufe der Jahre eine Konfliktbewältigungsstrategie angeeignet haben. Mit der Expertise in Freudemanagement schaut es da leider ganz anders aus. Sie haben Angst, da sie ihnen als schwer messbar erscheint, zu weich, zu unkontrollierbar. Also schafft man lieber neue Regeln, neue KPIs, neue Management-Slangbegriffe. Purpose! Agilität! Empowerment!

Aber wehe, jemand lacht zu laut im Büro, dann heißt es: »Hier wird gearbeitet, Spaß kannst du zu Hause haben!«

Dass es auch ganz anders geht, formulierte **Günter Dück**, Ex-IBM-Chief-Thinker treffend: »Meetings ohne Lachen sind wie Kantinenessen ohne Salz.«

Recht hat er, der Günter!

Was wir also nicht mehr brauchen: Noch mehr Regularien, die das Leben bis zum letzten Lächeln durchstrukturieren. Noch mehr Controlling, das Kreativität im Keim erstickt. Noch mehr Klausuren über EU-Verbote. Noch mehr Scheinlösungen, die das eigentliche Problem nicht berühren: dass wir Arbeit entmenschlicht haben.

Diese wahnsinnige Bürokratie muss schleunigst radikal entstaubt, enthaart, entwurmt werden. Verzeih mir bitte diese expressive Formulierung, aber mir geht – wie es bei uns in Wien so schön heißt – »das G'impfte auf!«

Ich kann es nicht mehr hören, lesen, ansehen: Eine Unzahl an sinnentfremdeten Regeln wird – nein, nein – nicht entfernt, sondern durch weitere sinnentfremdete Regeln ergänzt, verkompliziert und verschärft.

Bitte, ihr lieben Entscheider:innen, die ihr das hier lest: Tut etwas dagegen! Nicht irgendwann, jetzt!

Ja, es ist ein Hilferuf von einem, der weiß, was möglich ist, wenn wir entschleunigen, wenn wir entkrampfen, wenn wir uns des sinnentfremdeten Ballasts entledigen.

Hier daher nochmal schwarz auf weiß meine Forderung, die bestimmt von vielen unterstützt wird:

WAS WIR NICHT MEHR BRAUCHEN:

- Noch mehr Regeln, die niemand versteht
- Noch mehr Controlling für Dinge, die man fühlen sollte
- Noch mehr Meetings ohne Sinn, Ziel und Zeitrahmen
- Noch mehr einmal jährliche Alibi-Incentives ohne Herz und Einfühlungsvermögen

WAS WIR DRINGEND MEHR BRAUCHEN:

- Vertrauen statt Misstrauensmanagement
- Dialoge statt Monologe (auch zwischen den Generationen!)
- Zuhören und Hinhören statt Abhaken
- Emotionale Kompetenz statt kalter Effizienz

Setzen wir doch auf ... mehr echte, entspannte, produktive, lockere Gespräche statt Richtlinien, mehr Zuhören statt Zertifikate, mehr Ermutigung, auch einmal etwas zu wagen, zu lachen, zu scheitern und trotzdem zu wachsen.

Denn Freude ist kein abgelaufener Powerriegel in der Schreibtischlade. Sie ist ein elementarer Treiber für Motivation, Loyalität und Innovation. Es ist kein Zufall, dass Unternehmen wie Patagonia, Innocent Drinks, LEGO (bei denen ist »Play« ein Kulturprinzip, nicht nur Produktidee) oder dm mit gelebter Menschlichkeit und Kultur nicht nur glücklichere, sondern auch erfolgreichere Mitarbeitende haben.

Wir müssen nicht den ganzen Planeten retten, um Sinn zu spüren. Es reicht, wenn wir uns als wirksam erleben, als Menschen, die etwas gestalten dürfen, die gesehen werden, die lachen und sich freuen dürfen. Und ja: Man darf bei der Arbeit Spaß haben. Mehr noch, **man muss es**.

Das Leben ist zu kurz für schlechte Laune im Großraumbüro und zu lang, um sich acht Stunden täglich emotional zu entleeren.

Ich erlaube mir, einen Vorschlag zu machen: Schluss mit dem regulierten Büro als Ort des Pflichtabspulens. Lasst es uns wieder zu einem Raum machen, in dem auch einmal **Herzlichkeit, Witz und Unbekümmertheit durch den Gang hallen**.

Freude ist keine Nebensache. Sie ist die Kraft, die aus Arbeit wieder ein Stück Leben macht, ohne Vorgaben oder Strafandrohung!

Alles nur Theorie?

STOPP! Ich habe da natürlich ein paar Tipps und Ideen vorbereitet.

»Freude ist der Dünger für das menschliche Gehirn.«
(GERALD HÜTHER, HIRNFORSCHER)

Wie sage ich so gerne: Die Hoffnung lebt zuerst und stirbt nicht zuletzt! Dieses Buch soll ja Positives, Optimistisches, Freudvolles vermitteln, oder?

Die Hoffnung ist also nicht verloren, im Gegenteil, hier kommen fünf handfeste, erprobte, humorvolle, leicht umsetzbare und wissenschaftlich belegte Ideen zur Rettung der Unternehmenskultur (und das ganz ohne Regeln).

1. FREUDE MESSBAR MACHEN, ABER NICHT MIT EXCEL

»Was man nicht messen kann, kann man nicht managen«, sagte ein Controller. Doch Freude ist kein KPI (**K**ey **P**erformance **I**ndicator), sondern ein KRB – ein **k**ultureller **R**ichtwert-**B**ereich.

ANSATZ: Starte interne »Freude-Screenshots«. Starte Kurzumfragen: »Was hat dich heute zum Lächeln gebracht?« Kombiniere das mit anonymem Feedback. Google machte mit dem Projekt »gDNA« über Jahre genau das und fand heraus, dass der größte Glücksfaktor psychologische Sicherheit ist.

BEISPIEL: Bei SAP funktioniert ein »Happiness Index« als Teil des Experience Managements. Die Ergebnisse beeinflussen sogar das HR-Budget. Verrückt, aber effektiv.

2. ERLAUBT IST, WAS FREUDE MACHT, AUCH (ODER GERADE) IN MEETINGS

»Lachen ist der Applaus der Seele.« Leider ist es viel zu selten im Jour fixe zu hören.

ANSATZ: Beginne Meetings zum Beispiel mit einer Frage des Tages: »Was war dein Highlight der Woche? Was war dein peinlichster Büromoment?«

Soziale Resonanz wird gefördert, ohne dass jemand seine Kindheitserlebnisse ausbreiten muss.

BEISPIEL: Die Firma Buffer öffnet jedes Teammeeting mit einem Funfact-Round-up. Ergebnis: weniger »Zoom-Zombies«, mehr Menschen.

3. SCHEITERN FEIERN, UND ZWAR MIT EINEM »HURRA« STATT EINER BELEHRUNG

Erfolgsrezept der Innovationschampions: eine Fehlerkultur, die kein Synonym für »Karriereende« ist.

ANSATZ: Etabliere mit deinem Team den »Flop Friday« oder den »Famous Failure Award«. Erzählt euch, was schiefgegangen ist (falls etwas schiefgegangen ist ...), was ihr daraus gelernt habt und warum ihr trotzdem jetzt darüber schmunzeln könnt.

BEISPIEL: Bei Google X gibt es für gescheiterte Projekte Bonuszahlungen, wenn das Team nachweist, dass die Erkenntnisse anderen nützen. Ja, du hast richtig gelesen: Scheitern als honorierte skalierbare Lernchance.

4. FÜHRUNG DURCH FREUDE, NICHT DURCH FURCHT

Ein weiser, weitsichtiger CEO von Oracle sagte einmal: »Meine wichtigste Aufgabe? Raum schaffen für Begeisterung.« Wie cool ist das denn!

ANSATZ: Schulungen für Führungskräfte in emotionaler Intelligenz und strategischer Leichtigkeit. Studien zeigen: Emotionale Intelligenz korreliert stark mit Mitarbeiter:innenbindung, Produktivität und Innovationsrate.

BEISPIEL: Das Unternehmen Zappos hat »Chief Happiness Officers« eingeführt. Ergebnis: 78 Prozent geringere Fluktuation.

5. VERRÜCKTE FÄHIGKEITEN VOR DEN VORHANG

Ein Lebenslauf ohne Bruch ist wie ein Lächeln ohne Lachfalten: glatt, aber verdächtig.

ANSATZ: Erkenne Talente jenseits des Fachlichen. Jemand, der Poetry Slams gewinnt, kann möglicherweise auch bei Kund:innenpräsentationen brillieren.

BEISPIEL: Die Berliner Agentur Dark Horse bewertet Bewerber nicht nach Noten, sondern nach Lebensintelligenz. Resultat: kreative, resiliente Teams.

»Lass deine Mitarbeitenden lachen, und sie bleiben.«
(RICHARD BRANSON, UNTERNEHMER UND GRÜNDER VON VIRGIN)

FAZIT: Ich bin überzeugt: Viele Unternehmen brauchen in Wirklichkeit keine neuen messbaren Kennzahlen im Rekordtempo, kein Next-Level-Management-Framework, kein Purpose-Smoothie aus der New-Work-Kantine.

Vielleicht reicht es, wenn jemand den Mut hat, zu sagen: »Wir dürfen uns freuen. Wir müssen sogar.« Denn wo Freude herrscht, wird Arbeit zur Weltgestaltung, und das ist mehr, als jede EU-Datentabelle je leisten kann.

In diesem Sinne: Vielleicht schaffen wir wirklich gemeinsam eine Arbeitswelt, in der nicht nur das WLAN stabil ist, sondern auch das Lächeln der Kolleg:innen. Vielleicht müssen wir gar nicht alles neu erfinden. Vielleicht reicht es, wenn wir aufhören, das Menschliche zu verstecken.

Ich finde, einen Versuch wäre es wert, oder?

Zwischen Provokationsgewitter und Pointenfeuerwerk

Dann auf zu unserer nächsten Etappe auf der Suche nach der Freude ...

Was passiert, wenn ein Kabarettist, Bestsellerautor und Wahlösterreicher aus einem hessischen 5000-Seelen-Dorf über »Freude« spricht – ehrlich, unbarmherzig und ohne Cordoba-Syndrom?

Genau, das habe ich meinen Freund **Vince Ebert** gefragt. Vince ist bekannt dafür, Dinge auszusprechen, die viele denken, sich aber nicht zu sagen trauen. Mit spitzer Zunge seziert er seit Jahren Gesellschaft und Wirtschaft, bringt Menschen zum Lachen und zwingt sie gleichzeitig zum Nachdenken.

Im Gespräch für *Expedition Freude* wollte ich wissen: Wie viel Ernst steckt eigentlich im Humor? Wie viel Ironie braucht die Welt, um Freude zu empfinden? Vince erzählt, warum Lachen manchmal die ehrlichste Form der Freude ist, wie sich sein Blick als Neoösterreicher verändert hat und weshalb ein kleiner Perspektivwechsel oft reicht, um das Leben leichter zu nehmen.

Ein Interview voller Klartext und bitterböser, überraschender Erkenntnisse.

Vince, was ist für dich ganz persönlich Freude?

Skifahren, da bin ich komplett bei mir, bin im Moment und denke weder an die Zukunft noch an die Vergangenheit.

Ist Freude für dich ein Ziel oder eher ein Nebenprodukt von etwas anderem?

Eher ein Nebenprodukt. Ich bin die meiste Zeit meines Lebens ein sehr planerischer und rationaler Mensch. Ich versuche ganz konkret, ein Ziel zu erreichen, und wenn es mir dann gelingt, kommt im besten Fall wie aus dem Nichts Freude auf. In dem Fall ist Freude also eine Art Belohnungsreaktion meines Geistes.

Kann Schmerz auch eine Quelle von Freude sein – nicht nur im Dominastudio? Gerade du als Kabarettist gehst ja oft dahin, wo es wehtut …

Jerry Lewis hat einmal gesagt: »Comedy is a man in trouble.« Die Grundlage von Humor ist oft der Schmerz, die Katastrophe. Wenn alles glatt und cool läuft, ist es nicht witzig. Lustig wird es dann, wenn Dinge misslingen. Die lustigsten Geschichten, die ich auf der Bühne erzähle, sind im Kern immer persönliche Tragödien, Dinge, die mich zur Weißglut treiben und die ich auf der Bühne so unterhaltsam verpacke, dass sich die Zuschauer darüber abhauen. Zum Schluss geht es mir selbst dann auch besser. Das Lachen über die beschriebene Situation löst also bei allen eine Entlastung aus. Für mich ist Comedy eine Art Selbsttherapie, eine Möglichkeit, den alltäglichen Irrsinn besser zu ertragen.

Du bist jemand, der Klartext spricht. Scheinbar gute Stimmung ist oft weichgespült, esoterisch aufgeladen oder kitschig verpackt. Was nervt dich an dieser »Happy-Spiritualität«?

Erst einmal gar nichts. Es gibt unfassbar lustige Leute, die nichts weiter wollen, als gute Laune zu verbreiten. Ohne eine tiefere Message oder das Aufzeigen eines gesellschaftlichen Missstands. Helge Schneider zum Beispiel möchte seinem Publikum einfach nur einen geilen Abend bieten.
Schwierig wird es für mich, wenn ich bei einem Künstler den Eindruck habe, dass er sein eigenes Material nicht ernst nimmt bzw. wenn ich merke, dass ihm das Thema, über das er spricht und Witze macht, eigentlich nicht sonderlich wichtig ist. Ich muss als Zuschauer spüren, dass es ihm wirklich eine Herzens-

angelegenheit ist, dass es ihn persönlich berührt. Ohne diese Leidenschaft wird das Ganze unauthentisch und verkommt zu einem belanglosen Kasperltheater.

Was bringt dich selbst zum Lachen, das andere womöglich als unkorrekt oder unbequem empfinden würden?

Ich bin ein großer Fan von amerikanischen Comedians wie Louis C.K., Anthony Jeselnik oder Dave Chappelle. Alle drei vereint, dass sie total politisch unkorrekte Themen auf die Bühne bringen und oft ihre eigenen Abgründe thematisieren. Ich mag Tabubrüche. Diese Fassungslosigkeit, die entsteht, wenn man plötzlich realisiert: »Hat der das jetzt wirklich so gesagt?« Wenn sich diese Irritation dann in pures Lachen entlädt, dann ist das für mich das Größte.

Wie wichtig ist dir Leichtigkeit im Leben und wie schwer ist es manchmal, sie zu behalten?

Wenn mich im Alltag Dinge (zu sehr) belasten oder nerven, versuche ich eigentlich immer, sie in der einen oder anderen Form auf die satirische Ebene zu bringen und mich darüber lustig zu machen. Humor ist ja eigentlich nichts weiter als ein Perspektivenwechsel, eine andere Sichtweise auf die Welt. Indem ich bei einer schweren Sache eine lustige Perspektive finde, wird sie leichter.

Wenn du einen TED-Talk halten müsstest mit dem Titel »Freude in Zeiten des Wahnsinns«, was wäre dein erster Satz?

Zunächst die gute Nachricht: Wir alle werden irgendwann einmal tot sein.

Du hast Physik studiert. Gibt es eine Formel für Zufriedenheit oder ist das eher Quantenfluktuation?

Naturwissenschaft versucht ja eigentlich nur, objektive Zusammenhänge zu beschreiben. Das Entstehen von Gefühlen ist zwar in gewissem Maße biochemisch erklärbar, aber was genau Menschen zufrieden oder sogar glücklich macht, ist dann wieder sehr individuell. Physiker sind gut darin, das Verhalten eines einzelnen Atoms zu verstehen. Doch Menschen bestehen aus etwa 10^{27} Atomen. Das macht die Sache mit der Verstehbarkeit recht schwierig.

Was war der freudvollste Moment deiner Karriere, und warum?
Am freudvollsten war der Moment, als ich realisierte, dass ich auf der Bühne komplett entspannen kann. So ähnlich wie beim Skifahren fühle ich mich bei meinen Shows im Hier und Jetzt. Das war ein langer Entwicklungsprozess, der fast zehn Jahre gedauert hat.

Sind Wissenschaft und Humor zwei Seiten derselben Medaille, nämlich der Freude am Denken?
Ich glaube, beide Disziplinen verbindet der Perspektivenwechsel, der unorthodoxe Blick auf Phänomene. Man beobachtet etwas, das zahllose andere auch beobachten, aber man erkennt etwas für sich, was vorher noch keiner erkannt hat. Das gilt es dann natürlich wissenschaftlich zu beweisen.

Du polarisierst. Wie gehst du mit der Kritik um, die manchmal echt unter der Gürtellinie ist, und kannst du auch darüber lachen?
Wenn manche durch einen Witz so verärgert sind, dass sie aggressiv werden, ist das ja oft ein Indiz dafür, dass sie sich selbst mit ihren Ansichten wahnsinnig wichtig nehmen. Das ist ja auch oft unfreiwillig komisch.

Nehmen dir diese persönlichen Kommentare in den sozialen Medien nicht manchmal die Lust, die Dinge beim Namen zu nennen? Shitstorms sind ja nicht so wohlschmeckend wie Sachertorte, oder?

Für mich hat Kunst in jeglicher Form vor allem mit Courage zu tun. Kunst bedeutet für mich das Erzeugen von Irritation und das Eingehen von Risiken. Wer das scheut, sollte vielleicht nicht Künstler werden, sondern lieber bei der Generali arbeiten.

In deinem neuen Buch* Wot Se Fack, Deutschland? Warum unsere Gefühle den Verstand verloren haben *sprichst du Klartext. Am Cover steht:* »Ein mutiges Buch, das hoffentlich nicht jedem gefallen wird.« *Hat die Welt ein Humordefizit oder ein Freudevakuum?

Vielen fällt es angesichts der zahllosen ungelösten gesellschaftspolitischen Probleme schwer, die Leichtigkeit zu bewahren. Selbst ich ertappe mich manchmal dabei, in Zynismus und Sarkasmus zu verfallen. Doch wenn die Realität immer mehr zur Satire wird, wenn selbst Parlamentsdebatten kaum mehr von *Postillon*-Artikeln zu unterscheiden sind, wie willst du das als Satiriker noch toppen?

Du bist Wahlösterreicher. Siehst du einen Unterschied in der menschlichen oder politischen Entwicklung zwischen Deutschland und der Alpenrepublik?

Österreich führt zwar die gleichen Debatten wie Deutschland, doch mit etwas mehr Selbstironie und weniger Verkrampftheit. Wir Deutschen haben ja leidenschaftlich gerne einen Stock im Hintern. Bekannte aus Stuttgart zum Beispiel haben entschieden, sich zu trennen, wollen damit aber noch so lange warten, bis das gemeinsame Netflix-Abo ausläuft. Das ist deutsch.

Wie oft darf oder soll man in einer ernsten Welt fröhlich sein? Gibt es eine innere Zensur für Freude?

Ohne unbeschwerte Fröhlichkeit ist das Leben ja fad. Wenn du weißt, wie das genau geht, musst du es mir verraten.

Warum ist die Opferrolle so attraktiv geworden, und was hat das mit kollektiver Freudlosigkeit zu tun?

Mir hat einmal ein befreundeter Psychiater gesagt: Leiden ist einfacher als Handeln. Wahrscheinlich ist deswegen die Opferrolle so verführerisch.

Du sprichst oft über Selbstverantwortung. Hat Frohsinn auch etwas mit Mut zu tun?

Ich bin fest davon überzeugt, dass das Streben nach Selbstbestimmtheit und Eigenverantwortung die Menschen generell glücklicher und zufriedener macht. Vielleicht nicht sofort, aber auf lange Sicht. Wir müssen raus aus unserer selbstverschuldeten Unmündigkeit. Oder wie es Kant formuliert hat: »Habe Mut, dich deines eigenen Verstandes zu bedienen« (auch dann, wenn du keinen hast).

Welche Rolle spielt Neugier in deinem Leben, und ist das vielleicht ein Schlüssel zur Freude?

Eigentlich dreht sich alles, was ich auf der Bühne mache oder in meinen Büchern schreibe, darum, zu verstehen, wie die Welt funktioniert. Diese Neugier ist meine ganz persönliche Motivation. Wenn ich dabei ab und an einen Aha-Effekt habe, dann macht mich das wirklich glücklich.

Wenn du einem jungen Menschen einen Ratschlag für ein freudvolles Leben in einer verrückten Zeit geben müsstest, was wäre das?

Wahre Freude entsteht oft nach Anstrengung, nach Grenzüberschreitung und nach dem Eingehen von Risiken. Natürlich kann man dabei auf die Fresse fallen. Na und? Schrammen sind sexy, Angstschweiß nie.

Was war das Dümmste, das du je getan hast, und wie viel Spaß hat es gemacht?

Vor zwei Jahren habe ich auf der Weltcup-Abfahrtsstrecke in Lenzerheide geglaubt, ich wäre so fit wie Vincent Kriechmayr. War ich nicht. Aber die Reha meiner angebrochenen Schulter hat mich zumindest demütiger gemacht.

Wenn du morgen für einen Tag Minister für Lebensfreude wärst, welche drei Maßnahmen würdest du sofort einführen?

Ich würde augenblicklich mit dem Bürokratieabbau beginnen und mich selbst abschaffen, denn Lebensfreude kann man nicht von oben delegieren.

Letzte Frage: Wo findest du heute deine eigene Freude jenseits von Bühne, Buch und Bildschirm?

Viel reisen, gut essen, und ich habe das große Glück, eine sehr lustige Frau geheiratet zu haben.

Lieber Vince, danke für dieses Gespräch. Es ist ja schon fast unverschämt, wie du es schaffst, in deinen Projekten mit einem einzigen Satz mehr Klarheit zu schaffen als ganze Kommissionen und Gremien nach monatelangen Sitzungen. Du sagst, was viele denken, aber kaum einer auszusprechen wagt. Genau darin liegt – das unterstelle ich dir jetzt – deine diebische Freude, uns mit ungesagten Wahrheiten charmant anzurempeln.

Es macht verdammt viel Spaß, dir zuzuhören, selbst wenn man dabei manchmal das unangenehme Gefühl hat, dass man selbst gemeint sein könnte. Dein Humor ist scharf wie ein Skalpell (die nächste Unverschämtheit, dieses Instrument gehört nur in die Hände von uns Ärzt:innen), deine Ironie entlarvend, und trotzdem bleibt am Ende immer ein Lächeln, auch wenn es manchmal im Halse stecken bleibt.

Danke, dass du uns wieder einmal gezeigt hast, dass Freude nicht weichgespült daherkommen muss. Manchmal braucht sie eine klare Ansage, einen kräftigen Seitenhieb und eine gute Portion Schmäh. Letzteren hast du ja langsam von uns Österreichern gelernt.

Und danke, dass du als Freund auf dieser Expedition Freude dabei bist. Mit dir wird es garantiert nie langweilig, weder auf noch hinter der Bühne.

Alles über Vince Ebert (Tourtermine, Bücher u. v. m.) findest du hier:

Vince Ebert

Website: https://www.vince-ebert.de/

Aktuelles: *Wot Se Fack, Deutschland*?

Freude weltweit – ein interkultureller Seitenblick

Euer Expeditionsleiter ist zwar nicht haptisch um die Welt gereist, aber dafür virtuell mit großer Begeisterung!

Ich habe dabei einige Überraschungen entdeckt, nämlich wie andere Länder und Kulturen ihre Freude ausleben und verbreiten. Um gleich zu spoilern: Freude ist überall. Aber sie klingt, riecht und schmeckt nicht überall gleich. In manchen Ländern tanzt sie laut durch die Straßen, in anderen schimmert sie leise im Kerzenschein. Sie kann sich wie ein wildes Feuerwerk anfühlen oder wie eine warme Decke an einem Winterabend.

Wenn wir auf die Freude in die Welt schauen, sehen wir, dass jede Kultur ihre eigene Sprache für dieses schönste aller Gefühle spricht und dass wir viel voneinander lernen können.

Nehmen wir Indien. Dort explodiert die Freude beim **Holi-Fest** regelrecht. Es markiert den Beginn des Frühlings, beginnt meist mit einem gemeinsamen Lagerfeuer und endet in einem farbenprächtigen Spektakel, das jede Sprayer- und Graffiticommunity alt aussehen lässt. Für ein paar Tage ist das Leben dort bunt wie ein Regenbogen. Pulverfarben schweben durch die Luft, Menschen lachen, singen, tanzen. Fremde tauchen gemeinsam in eine bunte Welt ein, Feindschaften lösen sich im Farbenstaub auf. Es ist, als ob die Welt einmal tief durchatmet und sagt: »Alles Alte darf gehen, es gibt Platz für Freude, Liebe, Neubeginn.«

Ganz anders in Japan, wo die Freude beim **Hanami,** dem Kirschblütenfest, viel stiller daherkommt. Menschen setzen sich unter die rosa Blütenbäume, trinken Tee oder Sake, reden leise, schauen einfach nach oben. Es ist nicht die Euphorie, die zählt, sondern der Zauber des Augenblicks. Freude heißt hier innehalten, staunen und gemeinsam schweigen können.

Ein Blütenblatt im Haar genügt, um das Herz hüpfen zu lassen. Ein kleiner Funfact dazu: In den japanischen Nachrichten gibt es richtige »Blütenvorhersagen«, wie bei uns die Wetterberichte.
»Wer die Blüte ehrt, ehrt den Augenblick.« (Japanische Weisheit)
ZUM NACHMACHEN: Setz dich mit einem Tee unter einen Baum, leg das Handy weg und schau zehn Minuten einfach nur in die Blätter.

In Thailand wiederum feiert man Freude mit Wasser beim **Songkran**, dem Neujahrsfest. Ganze Städte verwandeln sich in riesige Wasserschlachten, jeder darf jeden nass spritzen. Was auf den ersten Blick wie ein riesiger Spaß aussieht, hat eine tiefe Bedeutung: Das Wasser wäscht Sorgen und Pech fort. Am Ende bleibt nicht nur ein nasses Hemd, sondern ein Gefühl von Leichtigkeit und Erneuerung. Ach ja: In Chiang Mai dauern die Wasserschlachten manchmal drei Tage lang!

Und dann Brasilien! Dort schlägt das Herz der Freude im **Karneval.** Samba, Kostüme, Straßenumzüge, für ein paar Tage scheint das ganze Land in Tanz zu verfallen. Die größten Paraden in Rio ziehen Millionen Besucher:innen an, das Sambódromo, die 700 Meter lange Arena fasst allein 90 000 Zuschauer:innen. Freude hier ist laut, körperlich, ekstatisch. Menschen tanzen Schulter an Schulter, lachen mit Fremden, vergessen Alltagssorgen. Es ist, als würde die Gesellschaft für einen Moment alles auf »Pause« stellen, um zu sagen: »Jetzt zählt nur das Leben!«

»Tanze, als würdest du neu geboren.«
(BRASILIANISCHES SPRICHWORT)

Ganz anders ist es im Norden, in Dänemark. Dort trägt die Freude einen leisen Namen: **Hygge.** Kein Spektakel, kein Feuerwerk, sondern Kerzenschein, ein warmes Getränk, Freund:innen um den Tisch. Freude ist hier das leise Strahlen, das entsteht, wenn man zusammensitzt, sich geborgen fühlt und die Kälte draußen lassen kann. Während draußen der Wind an die Scheiben schlägt, funkelt drinnen dieses kleine, stille Glück.

»Das Licht der Kerze verdoppelt sich, wenn wir näher rücken.« (Hygge-Gedanke)

ZUM NACHMACHEN: Hast du Lust, dein eigenes kleines Hygge-Event zu gestalten? Kerze anzünden, Handy ausschalten, Lieblingsmenschen einladen, fertig ist der Hygge-Abend. Dänemark zählt seit Jahren zu den glücklichsten Ländern der Welt und Hygge gilt als einer der Gründe.

Wenn wir ins südliche Afrika schauen, begegnen wir **Ubuntu.** Das Wort bedeutet »Ich bin, weil wir sind«. Menschlichkeit und Freude bedeuten hier nicht nur Lachen und Tanzen, sondern die tiefe Wärme der Gemeinschaft. Es ist das Glück, Teil von etwas Größerem zu sein, sich gesehen und getragen zu fühlen. Freude ist hier nicht nur ein Gefühl im Bauch, sondern ein Band, das Menschen verbindet. **Nelson Mandela** berief sich oft auf Ubuntu, wenn er über Versöhnung und Miteinander sprach. Übrigens: Bei meiner Recherche dazu habe ich herausgefunden, dass Ubuntu auch der Name für ein Linux-Betriebssystem ist. Nur damit du's weißt.

Ganz bewusst haben die Entwickler diesen Namen gewählt, da sie mit dem System das Ziel verfolgen, ein einfach zu installierendes und leicht zu bedienendes Betriebssystem mit aufeinander abgestimmter Software zu schaffen, das möglichst allen Menschen zur Verfügung steht.

All diese Beispiele zeigen: Freude ist universell, und doch hat sie überall einen eigenen Akzent – mal laut, mal leise, mal bunt, mal warm, mal ekstatisch, mal still. Wer sich auf diese Vielfalt einlässt, entdeckt, dass es nicht nur eine richtige Art gibt, glücklich zu sein. Manchmal dürfen wir uns in den Farben verlieren, manchmal im Kerzenschein, mal ist es der Rhythmus der Trommeln, mal das Rascheln der Blüten.

Vielleicht liegt die wahre Kunst der Freude darin, all diese Sprachen zu lernen: das ausgelassene Lachen, das stille Staunen, das warme Miteinander. Dann sind wir nicht nur reich an Glück, sondern auch ausgestattet mit einem Expeditionsrucksack voller kreativer Methoden, um die Freude in unser, aber auch in das Leben anderer zu bringen.

Denn egal ob in Rio, Kyoto, Kopenhagen, Kapstadt oder deinem Wohnzimmer: Freude wird größer, wenn wir sie teilen.

Die Biologie hinter dem guten Gefühl – warum uns die Evolution das Lächeln beigebracht hat

Auf meiner Freudeforschungsreise habe ich jetzt mit **Gregor Fauma** nicht nur einen besonders klugen Kopf, sondern auch einen besonderen Wegbegleiter und sehr geschätzten Kollegen getroffen.

Der Evolutions- und Verhaltensbiologe und mehrfach ausgezeichnete Speaker und Trainer geht den Menschen mit scharfem Blick, feiner Ironie und pointierten Statements auf den Grund und tut das mit liebevoller und oft frech-ironischer Präzision.

Mit wissenschaftlicher Tiefe und einem Augenzwinkern zeigt er, was uns im Kern antreibt und wie wir Freude aus unserer Natur heraus verstehen können.

Gespräche mit ihm sind immer Erkenntnis und Vergnügen zugleich: klar, lebendig und voller Neugier auf Menschen – Grund genug, ihn zu fragen, wie er selbst das Phänomen Freude betrachtet. Seid gespannt!

Du hast Evolutionsbiologie studiert und wirst jetzt in meinem Buch zumindest kurzfristig zum Freudetracker: Wie entschlüsselt man emotionale Glückssignale als Verhaltensexperte? Worauf achtet ein Mensch wie du bei der Freude?

Echte Freude zeigt sich an der Kombination zweier Signale: Da ist einerseits das Kontrahieren des Musculus zygomaticus major – der zieht die Mundwinkel nach oben. Und da ist andererseits das Kontrahieren des Musculus orbicularis oculi, der erzeugt die Krähenfüßchen in den Augenwinkeln.

Beides zur gleichen Zeit signalisiert dem Empfänger echte empfundene Freude. Bleiben die Krähenfüßchen aus, so kann es sich um ein höfliches Lächeln handeln, um sozial nicht unpassend zu reagieren. Wenn man zum Beispiel auf die Beförderung der Kollegin anstoßen muss, aber lieber selbst befördert worden wäre. Oder wenn man als Star ständig für Selfies und Profifotografen zur Verfügung stehen muss – auch dann fällt es mitunter schwer, das echte Lächeln noch ins Gesicht zu zaubern.

***Du hast eine Theorie:* »Das Büro ist ein Dschungel.«**
Wo und wie hat hier die Freude Platz und was sagt die Hierarchie dazu?

Freude hat immer ihren Platz, muss aber auch nicht rund um die Uhr gezeigt werden. Innere Ruhe, Freude an einem Projekt, stiller Genuss eines Erfolgs – es gibt keinen Zwang zur Extroversion!

In Hierarchien möchten Übergeordnete Untergeordneten immer wieder einmal eine Freude bereiten. Es verunsichert sie jedoch, wenn die Untergeordneten keine Signale der Freude als Reaktion zeigen. Gleichmut hilft beim Pokern, ist sozial aber immer problematisch. Da die Körpersprache über die Emotionen gesteuert wird und diese in der Regel schneller sind als Gedanken der Vernunft, ist das Verbergen von Emotionen sehr schwierig. Es braucht viel Selbstkontrolle, um ein Pokerface zu bewahren. Und es muss einem klar sein, dass dies das Gegenüber verunsichert, egal ob nach oben oder nach unten.

Welche Rolle spielt Statusverhalten generell beim versuchten Einsatz spürbarer und sichtbarer Begeisterung? Hemmt es sie oder kann es sie sogar umgehen?

Der Versuch, Begeisterung in einem Team zu erzeugen, kann das Gegenteil bewirken. Wenn es nicht klappt, wird man bald als Narr abgestempelt, der den falschen Zielen hinterherjagt. Sehr oft haben Mitmenschen in einem Team einen höheren

Status, sind quasi Vorgesetzte. Deswegen sind sie aber noch keine anerkannten Führungskräfte. Diesen geduldeten, weil installierten Vorgesetzten, macht ein Team selten die Freude, sich für ihre Vorschläge zu begeistern. Business as usual als Höchststrafe folgt.

Die Kunst zu begeistern geht auch Hand in Hand mit der Kunst zu führen. Wem es nicht gelingt, ein Team hinter sich zu bringen und für eine Aufgabe zu begeistern, wird es schwer haben, dieses Team zu lenken.

Rangniedrige Teammitglieder können sich bei ranghöheren durch Schmeicheln und falsche Begeisterung natürlich beliebt machen. Die gleichrangigen Mitglieder sehen das entsprechend kritisch und reagieren mitunter aggressiv.

Wie implementiert man positive Emotionen und Strukturen als strategisches Element im Unternehmen?

Von unten: Strukturen, wie zum Beispiel Hierarchien oder Projekte, sollten möglichst von unten weg entwickelt werden. Sie brauchen ein breites Konsensfundament. Gute Führungskräfte arbeiten daher die meiste Zeit als Sozialarbeiter ihrer Teams, sind deren Dienstleister und leben gewisse Werte und Ziele vor. Erfolgt dies glaubwürdig, kann es gelingen, ein Team hinter sich zu bringen, Hierarchien aktiv gestalten zu lassen und darauf aufbauend ein Unternehmen erfolgreich zu führen. Positive Emotionen gegenüber Ideen und den Menschen dahinter sind die Voraussetzung, um erfolgreich arbeiten zu können. Der Ansatz muss es sein, die Strategie mit den Teams zu entwickeln und daraus gemeinsam die dazu notwendigen Strukturen aufzubauen. Dieses »Gebäude« ist metastabil und braucht ständige Pflege durch Checks, Feedbacks und regelmäßiges Neuausrichten des »Kompasses«.

Muss Freude im Job erzwungen werden oder kommt sie authentisch mit Sinn? Brauchen wir Freude überhaupt in modernen Unternehmen?

Freude kann nicht erzwungen werden. Wer das probiert, wird scheitern. Sehen Menschen Sinn in ihrem Tun, kann daraus Freude entstehen und damit die Leistung entsprechend steigen. Ein modernes Unternehmen baut auf Freude, alte Unternehmen bauen auf Befehlsketten.

Ist Optimismus biologisch naiv oder strategisch klug?

Strategisch ist Pessimismus Erfolg versprechender. Im Erkennen, was alles nicht funktionieren kann, liegt bereits die Suche nach der Lösung, um alles funktionieren zu lassen. Optimismus tut zwar gut, ist zwischenmenschlich vermutlich willkommener, hilft aber nicht dabei, kluge Entscheidungen zu treffen. Die Evolution hat womöglich jene Individuen ihr Genom häufiger weitergeben lassen, die lang- und mittelfristig pessimistisch gedacht haben und kurzfristig und zwischenmenschlich eher auf der optimistischen Seite waren. »Wird schon gut gehen« als Motto der Optimisten klappt bei der Seelenfängerei, wenn es tatsächlich auch mehrfach gut gegangen ist. Diese Optimisten mit ihrer Zuversicht verströmen eine Aura der Sicherheit, auch wenn sie vielleicht nur ein paar Mal Glück hatten. »Das wird nie funktionieren« als Motto der Pessimisten macht nicht sehr beliebt, speziell, wenn es dann doch klappt (was ja die Folge des Pessimismus sein sollte). Behält der Pessimist jedoch recht, so wird er sehr bald als nachdenkliche, glaubwürdige Führungskraft betrachtet, der man in Zukunft besser und öfter zuhört.

Du beobachtest Körpersprache: Erkennt man an der Haltung, ob jemand Lebensfreude unterdrückt?

Freude zeigt sich nicht nur im Gesicht, sondern im ganzen Körper und oft auch in der Stimme. Je intensiver die Emotion, desto mehr kommen Bewegungen wie Springen oder rhythmische Regungen hinzu, aber auch Lautäußerungen wie »Juhu« und dergleichen. Echte Freude zu unterdrücken, ist entsprechend schwer. Was man immer beobachten kann, ist der Wunsch nach Kontrolle der eigenen Signale, egal welcher. Gelingt es, diese zu unterdrücken, bleibt dem Beobachter noch der erlebte Kontext, um Freude oder gar Ärger unterstellen zu können. Nicht die Freude selbst wird unterdrückt, sondern deren Ausdrucksform!

Gibt es Optimismusantreiber, die wir falsch interpretieren, zum Beispiel oberflächliches Danksagungsgesäusel im Vergleich zu ehrlicher Anerkennung?

Wir Menschen sind größtenteils nicht dumm. Wir erkennen die Spiele, die gespielt werden. Und trotzdem wollen wir auf beides nicht verzichten: echte Anerkennung – die muss spürbar rüberkommen – und Danksagungsgesäusel. Denn wehe, man wird bei so einer Litanei nicht erwähnt, bleibt unerwähnt sitzen, dann fühlt man sich sofort übergangen.

Die Lösung und meine Empfehlung für Führungskräfte und solche, die es werden sollen: echte Anerkennung vor Kolleg:innen – die sollen alle hören, was Tolles geleistet wurde – und auch ritualisierte Danksagungen, aber bitte zumindest mit dem Versuch, die Oberfläche zu verlassen und die Inhalte ein wenig zu personalisieren bzw. zu individualisieren.

Welche Rituale im Alltag fördern nachhaltige Freude auch bei hohem Stress? Konkret gefragt: Können Rituale wie Tanzen, Singen, Spielen im Businesskontext produktiv sein oder ist das infantiler Schwachsinn?

Amerikaner:innen und Japaner:innen kennen das Ritual des Absingens einer Unternehmenshymne zu Beginn der Arbeit. Wenn das Teil der Kultur ist, ist es auch in Ordnung. Diese in unseren Breiten eher ungewöhnliche Methode birgt die Gefahr, aufgesetzt, unehrlich und in ihrer leistungsentfaltenden Absicht entlarvt und damit kontraproduktiv zu werden. Wenn ein Team zugänglich für Auflockerungsübungen vor einem Meeting ist, warum nicht? Wenn der Wunsch nach solchen Ritualen vom Team kommt, gerne und jederzeit. Die Sinnhaftigkeit ist schon gegeben: Rituale wirken immer nach innen und stärken den Zusammenhalt, egal ob Singen, Tanzen oder Spielen. Sie können jedoch nicht verordnet, sondern nur intern weitergegeben und weiterentwickelt werden, zum Beispiel an neue Kolleg:innen.

Verhält sich Freude in Beziehungen bzw. in der Familie anders als im Beruf?

Basale, evolutionär berechtigte Mechanismen wie Freude wirken überall gleich.

Sind wir durch die Digitalisierung im KI-Metaversum gerade gefühlskälter, distanzierter, emotionsloser geworden?

Not at all: Wir haben sofort die Emojis entwickelt. Und wehe, man vergisst ein Zwinker-Emoji nach einer launigen Bemerkung – Shitstorm vorprogrammiert!

Und auch die LLM (Large Language Models) arbeiten mit Höflichkeit, mit Freundlichkeit und Geduld. Wir erleben an uns, was wir auch in diversen Kurzvideos bei aggressiven Hunden beobachten können: Sie verbellen einander aufs Aggressivste, solange eine Trennwand zwischen ihnen ist.

Wird diese entfernt, sind sie ganz friedlich, stellt man sie wieder auf, geht das aggressive Gebelle und Zähnefletschen sofort wieder los.

Bei uns ist das der Wechsel zwischen digital auf analog. Auf Social Media werden die nettesten Menschen zu echten Widerlingen, um dann im echten Leben wieder liebenswert zu sein. Wir sind zu allem fähig. Wer über sich Bescheid weiß, hat diesbezüglich einen strategischen Vorteil im Umgang in der digitalen Welt.

In welchen Momenten bist du selbst komplett im »Yabba-Dabba-Doo-Flow« – du erinnerst dich an Familie Feuerstein? Wann spürst du die berühmte Euphorie und möchtest die ganze Welt umarmen?

Seltsamerweise hatte ich diesen Flow, als meine Tochter eine sportliche Höchstleistung samt Sieg gegenüber vielen anderen einfuhr und ich das auf Video festhielt. Dabei »überschnackelte« ich fast vor lauter Begeisterung (das ist österreichisch für emotional überwältigt sein, liebe Nichtösterreicher:innen). Eigentlich war mir das vor mir selbst peinlich, aber das Gefühl war stärker.

Ähnlich geht es mir, wenn ich mit meinem Publikum in Resonanz komme. Meistens merke ich das nach den ersten paar Sätzen. Wenn da die Resonanz passt, schwebe ich auf einer Energiewolke durch meine Keynote, improvisiere, spiele und spüre diese Leichtigkeit im Tun und Denken. Das ist schon sehr geil, mit Verlaub.

Wann siegt Selbstbeherrschung? Heißt es bei dir manchmal: Schluss mit lustig?

Mein Wissen zum Verhalten der Menschen, aber auch meine Erfahrungen, die dieses Wissen bestätigen, lassen mich manchmal »einfrieren«. Ich spüre es, wenn ich emotional werde. Ich treffe in diesen Situationen gewiss keine Entscheidungen und behalte mir auch vor, keine Meinung zu artikulieren. Denn ein heißes Hirn denkt nicht gut.

Darüber hinaus habe ich in den letzten zwei Lebensjahrzehnten mein Witz-, Fluch- und Schimpfwortrepertoire dramatisch ändern müssen, weil sich – auch durch meine Coachingausbildung – meine Haltung zu den Mitmenschen entsprechend verändert hat. Ich bin unter anderem am Fußballplatz im Fansektor sozialisiert worden. So ziemlich alles, was ich dort gesungen und geschrien habe, geht heute mit meinem Menschenbild nicht mehr. Das war zwar lustig, aber da ist für mich, der Frage entsprechend, mittlerweile Schluss mit lustig. Plus: Keinen Millimeter den Rassist:innen. Auch hier ist absolut Schluss mit lustig.

Was wäre deine Evolutionstheorie zur Entstehung von echter Begeisterung?

Die Evolution lässt jene Individuen überleben, die die besseren Ideen zur Anpassung an ihre jeweilige Situation haben. Jedoch nützt es dem zwingend sozial lebenden Homo sapiens nicht, die Idee alleine zu haben. Er muss die Gruppenmitglieder von seiner Idee überzeugen können, damit sie dieser auch Folge leisten. Wer das besser kann, überlebt länger, zeugt mehr Kinder (die ähnlich talentiert sind) und sorgt damit für einen evolutionären Vorteil durch die Gabe, andere von der eigenen (hoffentlich erfolgreichen) Idee zu überzeugen. Da Überzeugen am besten über Begeisterung funktioniert, konnte sich das Konzept der Begeisterung über die Savanne des Pleistozäns bis in die Seminarräume des aktuellen Holozäns durchsetzen.
Und doch kann man sich auch für Ideen begeistern, die im Nachhinein betrachtet komplett falsch waren – evolutionäre Sackgassen. Die Angst, den Falschen zu glauben, begleitet die Menschen immer schon. Sie ist die Wiege unserer Skepsis.

Stell dir 100 CEOs vor, alle ernst. Du darfst mit einem Satz ihre Menschlichkeit aktivieren. Welcher wäre das?

Ich würde sie liebevoll anlächeln und eher langsam und leise sagen: »Sie sind alle unglaublich hässlich.«

Lieber Gregor, diese letzte Antwort ist hundertprozentig typisch Fauma. Ich stelle mir gerade die CEOs vor, nachdem du diesen frechen Verbaltorpedo abgeschossen hast!

Deine Gedanken haben einmal mehr gezeigt, wie präzise und gleichzeitig menschlich du auf das Thema Freude schaust. Vom feinen Unterschied zwischen echtem Lächeln und höflicher

Maske über die Beobachtung, dass Hierarchien nur dann tragen, wenn Freude auch zurückgespiegelt wird, bis hin zu deiner nüchternen Sicht auf Optimismus und Pessimismus bringst du Dinge auf den Punkt, die oft unausgesprochen bleiben.

Besonders berührt hat mich dein Bild, dass echte Begeisterung evolutionär überlebenswichtig ist, weil sie Menschen zusammenführt und Ideen erst tragfähig macht. Ebenso deine Offenheit, wenn du erzählst, wann du selbst im Flow bist, sei es als Vater oder als Speaker, der mit seinem Publikum in Resonanz kommt. Genau da spürt man, dass Freude mehr ist als Theorie: Sie ist gelebte Verbindung.

Danke vor allem für diesen klaren, ehrlichen und zugleich ermutigenden Blick. Er macht Lust, Freude nicht nur zu beobachten, sondern auch bewusster zuzulassen: im Job, im Alltag und im Leben.

Mehr von Gregor zum Nachlesen oder Nachschauen gibt es hier:

- www.youtube.com/@gregorfauma und
- www.facebook.com/gregor.fauma

Gregor Fauma

Website: https//www.gregorfauma.com/speaker/keynotes/

Aktuelles: *Unter Affen – Warum das Büro immer noch ein Dschungel ist. Überlebensstrategien am Arbeitsplatz*

Und jetzt weiter auf unserer Expedition. Keine Müdigkeit vorschützen!

Freude in Zeiten der Turbulenz – die vergessene Krisenwährung

In den letzten Jahren wurde uns dramatisch vor Augen geführt, wie fragil unsere Systeme sind: Energiekosten, Wirtschaftseinbrüche (Stichwort Bankenkrisen 2008 und danach), die COVID-19-Pandemie, Klimadesaster, Lieferkettenprobleme, globale Kriege, extreme Inflation, politische Instabilitäten … Wer weiß mehr?

Ah ja, es gibt ja noch den drohenden Blackout, der wie ein Damoklesschwert über allen Elektrogeräten dieses Planeten schwebt.

Bereits vor ein paar Jahren hat meine beste Ehefrau von allen – wahrscheinlich inspiriert vom Bestseller von **Marc Elsberg** *Blackout* – begonnen, im Keller unseres Wochenendhauses für den Ernstfall notwendige Utensilien zu bunkern: Wasserflaschen, Dosenbrot, zehn Jahre haltbare Konservendosen, Wasserreinigungstabletten, WC-Papier (!), tonnenweise Hundefutter (übrigens wesentlich mehr als Lebensmittel für uns) und natürlich Gaskocher, Batterien, Taschenlampen, Kerzen, Streichhölzer, Kurbelradio u. v. m.

Ich habe sie am Anfang belächelt und gewähren lassen nach dem Motto »Happy Wife, Happy Life«. Mittlerweile sehe ich es anders und betrachte das als eine sinnvolle Investition für einen potenziellen Notfall. Es gibt einem ein gutes Gefühl, zumindest ein wenig präventiv vorgesorgt zu haben.

Übrigens haben die meisten unserer Freund:innen mittlerweile ähnliche Maßnahmen gesetzt. Vor fünfzehn oder zwanzig Jahren war das undenkbar! Was hätte uns denn schon passieren sollen?

Die Aufmerksamkeit in solchen Zeiten richtet sich also nicht nur bei mir und meiner Frau typischerweise auf Defizite, Risiken, Bedrohungen und Schadensbegrenzung. Emotionen wie

Angst, Alarmbereitschaft oder Ärger haben eine zentrale Rolle, und das aus gutem Grund: Sie mobilisieren Aufmerksamkeit, alarmieren das System und erzeugen Druck zur Handlung.

Doch in diesem Fokus drohen die Freude oder allgemein positive Emotionen wie Leichtigkeit, Vertrauen, Hoffnung und Zuversicht unterzugehen. Sie gelten oft als entbehrlich oder gar obsolet in Krisenzeiten.

»Wie können Sie jetzt fröhlich sein, wo die Welt den Bach hinuntergeht?« »Gerade deswegen«, sollte die einzig richtige Antwort sein, ist sie aber nicht.

Viele Krisenmanager:innen denken, dass hier nur Effizienz, Kontrolle und Ressourcenoptimierung zählen, nicht die Stimmungspflege.

»Absolut gefühlsecht« sollte auf Menschen draufstehen, nicht auf Kondomen!

»Koste es, was es wolle« – an dieses politische Statement können sich viele Österreicher:innen nur zu gut erinnern, wenn sie an die Krisenpressekonferenzen der Regierung denken. Und tatsächlich: In vielen Notfallplänen, Krisenkommunikationskonzepten, Strategieworkshops taucht Freude kaum (oder gar nicht) auf.

Die zentrale Frage, die ich mir stelle, ist: Ist das gerechtfertigt? Oder lässt man damit eine strategische Kraftquelle ungenutzt?

Ich bin kein Krisenmanager – oder vielleicht auf eine besondere Art doch, das mögen andere beurteilen –, aber ich habe einen geschätzten Kollegen dazu befragt, der nicht nur ein hervorragender, eloquenter Moderator ist, sondern auch Unternehmen in Krisenfragen schult und berät: **Oliver Zeisberger.**

Er hat mir erzählt, dass Prävention hier, wie in der Medizin, de facto lebensrettend oder besser gesagt »unternehmensrettend« sein kann:

»Krisenkommunikation ist zum Großteil präventiv. Da geht es um das Antizipieren. In diversen Szenarien versuchen wir, möglichst viele Krisen vorauszusehen, denn in der Krise gilt, je früher du sie erkennst, desto schneller kannst du daran arbeiten und sie vom Tisch bekommen. Umso geringer ist auch der Schaden, den eine Krise anrichten kann.

In der Krisenkommunikation ist aber gerade die Reputation ein Riesenthema, also der Ruf, den man in der Öffentlichkeit hat. Reputation kann uns in Krisen vor den größten Abstürzen bewahren, gut also, wenn man sie hat.

Aber Reputation kann man nur in guten Zeiten aufbauen, wenn es gut läuft, wenn man Erfolge hat. Dann ist es eine Freude, zu kommunizieren und über diese Erfolge zu berichten. Das tut man nicht aus Eitelkeit, sondern um das mediale Gedächtnis mit positiven Elementen aufzuladen.

Sehr häufig diskutiere ich mit Manager:innen großer Unternehmen, ob man denn Erfolge nicht besser bescheiden verschweigen sollte. Das kann man natürlich machen, aber in der heutigen Zeit gilt nur als real, was auch medial kommuniziert wurde, daher darf man sich über Erfolge ruhig freuen, denn sie helfen uns in Krisenzeiten!«

Was sagt die Wissenschaft über positive Emotionen in Krisen? Damit wir nicht im Esoterikmodus landen, hier ein paar Forschungsergebnisse, die Freude und positive Emotionen in Krisen in ein seriöses Licht rücken:

- In einer Studie zu den Ereignissen rund um den 11. September 2001 zeigten Wissenschaftler der Universität in North Carolina, dass Menschen, die in der Krise mehr positive Emotionen erlebten (Dankbarkeit, Interesse, Liebe), besser gegen depressive Symptome geschützt waren und sogar Wachstum in psychischen Ressourcen zeigten.

- Teams mit einer emotionalen Kultur der Freude zeichneten sich durch eine höhere Widerstandsfähigkeit aus (ja, ich weiß, das heißt jetzt »Resilienz« und ist das meist verwendete Buzzword, wenn es Probleme auf diesem Planeten gibt), also durch die Fähigkeit, Krisenschübe besser zu verkraften und zu adaptieren.
- In zahlreichen weiteren Studien konnte ein positiver Zusammenhang zwischen Wohlbefinden und Produktivität festgestellt werden. Das hat zum Beispiel die Universität Oxford im Rahmen eines Forschungsprojekts evaluiert. (Ergebnis: 13 Prozent mehr Produktivität bei glücklichen Mitarbeitenden)
- In der strategischen Managementforschung wird zunehmend anerkannt, dass Emotionen nicht nur rationale Entscheidungen beeinflussen.

Diese Erkenntnisse legen nahe, dass positive Emotionen keine weiche Dekoration, sondern selbst oder gerade in Druckphasen und Krisen potenzielle strategische Hebel sind.

Aber es sind nicht immer die megagroßen Elementarereignisse, die uns aus den Socken werfen, sondern oft auch persönliche Lebenskrisen oder Schicksalsschläge. Auch da hat mir Oliver seine bewegende Geschichte von seinem schweren Mountainbikeunfall erzählt, der ihn fast das Leben gekostet hätte und die ich gerne teilen darf:

»Mein Unfall war ein Riesenglück. Ich bin mit dem Rad bei einer schnellen Abfahrt gestürzt und bei über 50 km/h am Asphalt aufgeschlagen. Ich habe mir Halswirbel, Kiefer, Augenhöhle und Nase gebrochen, aber es hätte so viel schlimmer ausgehen können.

Ich bin nach einem Flug mit dem Rettungshubschrauber, den ich nicht wahrgenommen habe, notoperiert worden, war einige Monate außer Gefecht und habe in dieser Zeit eine große Dankbarkeit entwickelt.

Diese Demut vor dem Leben, vor den schönen Dingen und den liebenden Menschen, die einen umgeben, die sollte man sich immer bewahren. Das macht meiner Meinung nach auch erfolgreiche Menschen schöner! Ich glaube, wer diese Demut vor dem Leben nicht hat, wird sehr bald ein sehr unzufriedener und unglücklicher Mensch, auch wenn ihm der Erfolg vielleicht zufliegt. Ich habe diese paar Monate des Stillstands nach meinem Unfall gebraucht, um mir ganz viele Gedanken zu machen. Natürlich habe ich den Unfall zuerst einmal als großes Unglück und als Ungerechtigkeit empfunden, doch durfte ich lernen, dass man (fast) alles im Leben positiv ›reframen‹ kann, also in einen rosaroten oder vielleicht auch goldenen Rahmen setzen kann.

Es gibt nichts, was ausschließlich schlecht ist! Um jetzt sehr plakativ zu werden: Selbst die verschimmelte Avocado im hintersten Eck des Kühlschranks wird im Biomüll irgendwelche Mikroorganismen erfreuen ...

Also ich finde, jede:r von uns sollte in jeder Situation auch die positiven, freudvollen Aspekte erkennen können, und zwar am besten, ohne vorher auf die Nase zu fallen!«

Wo Freude im Krisenmanagement tatsächlich stecken bleibt: Warum sehen wir sie oft kaum? Hier einige Mechanismen, die Freude verdrängen:

1. **ÜBERLEBENSMODUS UND TUNNELBLICK:** Krisen erzeugen Stress, Alarmzustände und ein Reduzieren des Fokus (zum Beispiel darauf, was die unmittelbar wichtigste Bedrohung ist). Positive Emotionsstrategien passen nicht automatisch in diesen Modus.
2. **KULTUR UND PARADIGMEN: HÄRTE UND KONTROLLE ALS TUGENDEN:** In vielen Unternehmen oder Institutionen gilt Krisenmanagement als hartes Geschäft. Gefühle gelten als Schwäche oder Ablenkung.
3. **FEHLENDE INSTRUMENTE UND ROUTINEN:** Die üblichen Tools, SWOT-Analysen, Krisenstäbe usw. sind selten darauf aus-

gelegt, Stimmungen, psychologische Energie oder Freude zu berücksichtigen.

4. **ANGST VOR KRITIK:** Wer in einer Krise dem Humor Raum geben möchte, könnte als naiv, unrealistisch oder ignorant abgestempelt werden – und das im besten Fall. »*Wie, Sie wollen jetzt Freude in der Kommunikation? Das ist nicht Ihr Ernst, oder? Wir haben doch wirklich andere Probleme!*«
5. **RESSOURCENKNAPPHEIT UND PRIORITÄTENZWANG:** Wenn Budgets knapp sind, der Druck hoch ist und Ressourcen begrenzt sind, tendiert man dazu, »weiche« Maßnahmen zu kürzen oder komplett zu streichen.

Das Ergebnis: In den entscheidenden Momenten bleibt Freude draußen vor der Tür des Krisenteams, obwohl gerade dort ihr Platz wäre.

Freude als strategisches Werkzeug – Dosierung ist alles. Natürlich fordert niemand, dass man mitten in einer Bankenkrise kostümiert durch die Vorstandsetage tanzt. (Wobei, das Bild gefällt mir …)

Freude darf nicht zur Euphorie werden, die Risiken überstrahlt. Wir kennen den berühmten Galgenhumor, der geschichtlich überliefert das letzte Lustige vor dem Tod ist. Keine gute Idee!

Aber in der richtigen Dosierung zum richtigen Zeitpunkt kann sie genau das erzeugen, was in Krisen am dringendsten gebraucht wird: **Energie, Vertrauen, Weitblick**.

Wie kann das konkret aussehen?

- **MIKROMOMENTE DER LEICHTIGKEIT:** Dazu zählen ein motivierendes Schulterklopfen, ein aufbauender Kommentar – positiv und nicht an Forderungen geknüpft –, also kleine Impulse, die signalisieren: »Wir sind mehr als unsere Krise.«
- **ANERKENNUNGSRITUALE:** Darunter verstehe ich ein ehrliches »Danke« am Ende einer Krisensitzung oder einen kurzen

Applaus für jemanden, der Außergewöhnliches geleistet hat. Wertschätzung setzt Endorphine frei und stärkt das Miteinander.

- **ZUKUNFTSBILDER STATT NUR BEDROHUNGSSZENARIEN:** Wer ständig nur vom drohenden Untergang spricht, lähmt. Wer neue Möglichkeiten in der Krise benennt, die Systeme, Menschen und Unternehmen stärken statt paralysieren, erzeugt Hoffnung.
- **DAS POSITIVE IM ZUSAMMENHALT KOMMUNIZIEREN:** Freude ist kein Ersatz für rationales Denken, sondern ein Katalysator. Sie stärkt Vertrauen, hält Teams zusammen und ermöglicht mutigere Entscheidungen.

Freude als Krisenkompetenz der Zukunft: Wir steuern in eine Zukunft, die vermutlich noch komplexer und unberechenbarer wird. Wir werden noch mehr Imprägnierungsspray gegen Bad News und noch mehr kugelsichere Panzerwesten brauchen, um unsere Seele und unser Menschsein zu schützen. Die KI wird uns dabei nicht helfen.

Freude kann genau hier ansetzen: Sie verkürzt Erholungszeiten nach Belastung, beugt Burn-out vor, schafft Bindung und Optimismus und hält den Mut wach, auch in düsteren Zeiten nach kreativen Lösungen zu suchen.

Im Grunde ist es ganz einfach: Freude ist ein Werkzeug wie ein Multifunktionstaschenmesser. Wer sie und ihre vielseitigen Einsatzmöglichkeiten in Krisen gezielt zulässt, handelt nicht naiv, sondern strategisch klug. Und manchmal ist ein entspanntes von Herzen kommendes, ansteckendes und kollektives Lachen genau die kleine, feine Ressource, die den entscheidenden Unterschied macht zwischen Überleben und Gestalten, zwischen Resignation und neuer Zukunft.

Freude in Zeiten des Umbaus – wie wir die schönste Emotion der Welt in Change-Prozesse bringen

Wir sind müde vom Wandel und brauchen ihn trotzdem. Veränderung ist das neue Normal. Früher war es das Wetter, über das alle reden, heute ist es der Change-Prozess.

Ich kann es in Wahrheit nicht mehr hören. Bei nahezu jedem Kund:innengespräch in Vorbereitung auf einen Vortrag oder ein Seminar höre ich diesen einen Satz, und egal wie er formuliert ist, im Kern klingt er immer gleich: »Sie müssen nämlich wissen, wir sind gerade mittendrin in einem Change-Prozess.«

Es gibt gefühlt kein Meeting, keine Vorstandssitzung, keine PowerPoint-Präsentation ohne dieses Statement: »Wir müssen uns permanent verändern, um zukunftsfähig zu bleiben.«

Großartig! Wir haben ja sonst nichts zu tun, außer alles neu zu denken, während wir noch versuchen, das Alte zu retten, das vor drei Monaten noch das einzig Wahre, Ultimative, Unternehmensrettende war.

Und dann gibt es natürlich noch die als Motivationsrede getarnte Drohung dazu – von subtil bis beinhart: *»DEIN Stillstand ist DEIN neuer Kündigungsgrund, also empfehle ich dir: Augen zu und durch – und nicht vergessen: lächelnd weitertransformieren!«* Wieder einmal …

Wenn wir uns selbst verändern wollen, hurra, dann ist das vollkommen in Ordnung. Aber viel öfter kommt der Auftrag pauschaliert von jemand anderem: »Wir müssen uns verändern!« (Subtext: »Wir werden dich verändern!«)

Das klingt meist so, als stünde gleich ein riesiger Gewitterwolkenturm vor der Tür – verbunden mit der Erwartung, dass es jetzt gleich im Unternehmen blitzt und donnert. Und Freude? Die darf draußen bleiben, denn jetzt wird es wirklich ernst.

Nicht einmal ein kleiner Freudesonnenstrahl am Horizont der Hoffnung ist erlaubt.

Stehen wir doch dazu: Veränderungen wollen wir nur dann, wenn uns jemand versichert, dass es nach dem Prozess besser für uns ist. Weniger Arbeit, mehr Geld, angenehmere Betriebsatmosphäre und nettere Chefs. Vielleicht sind wir gar nicht veränderungsresistent, nur veränderungssatt.

Aber Moment mal: Warum eigentlich? Warum behandeln wir Veränderung, also die Bewegung, das Lebendige, den Fortschritt als Bedrohung statt als etwas, das uns neugierig, energiegeladen, ja freudig machen könnte?

Vielleicht, weil »Change« in Unternehmen oft mit Verlust assoziiert wird: weniger Sicherheit, mehr Druck, neue Strukturen, unklare Rollen.

Doch Freude, echte Freude, ist genau das, was Veränderung lebendig, erträglich und sogar erfolgreich macht. Ich möchte das etwas genauer analysieren, weil das Thema allgegenwärtig ist. Deshalb meine rhetorische Frage ans Universum:

Warum sträuben wir uns gegen Veränderung?

1. BIOLOGISCHE GRUNDLAGE – DAS GEHIRN LIEBT SICHERHEIT: Unser Gehirn ist evolutionär darauf programmiert, Gefahren zu vermeiden. Veränderungen bedeuten Unbekanntes, und Unbekanntes *könnte* gefährlich sein. Das limbische System reagiert auf Unsicherheit mit Stressreaktionen: Angst, Unruhe, Widerstand.

- Veränderung ist ein möglicher Kontrollverlust.
- Der Status quo ist eine bekannte, sichere Umgebung.

Kurz gesagt: Unser Gehirn bevorzugt Energieeffizienz und Vorhersagbarkeit. Also Routine bis zum Abwinken, auch wenn sie irgendwann langweilig wird.

2. PSYCHOLOGISCHE MECHANISMEN – VERLUSTANGST UND IDENTITÄT: Wir hängen an diesen Routinen, Gewohnheiten und Strukturen, weil sie unser Selbstbild und unsere Welt stabil halten.

Veränderung bedeutet oft:

- Verlust von Gewohntem: *»Was, wenn es danach (noch) schlechter ist?«*
- Bedrohung der eigenen Kompetenz: *»Kann ich damit umgehen?«*
- Unsicherheit über die Zukunft: *»Was erwartet mich?«*
- Negative Erfahrungswerte: *»Das war letztes Mal schon ein Chaos.«*

Das nennt man in der Psychologie »Status-quo-Verzerrung«: Wir bewerten den Istzustand positiver, nur weil er vertraut ist. Außerdem spart unser Gehirn mit Gewohnheiten Energie ein. Also ist unser Hirn in diesem Fall ein fauler Sack voller Ganglien, sonst gar nichts.

3. SOZIALES – GRUPPENDRUCK UND ZUGEHÖRIGKEIT: Wir Menschen sind unheilbar sozial. Jede Veränderung, ob im Beruf, im Freundeskreis oder in der Gesellschaft, kann das geliebte Gefühl von Zugehörigkeit stören. Wer sich verändert (oder verändert wird), riskiert Ablehnung oder Unverständnis von anderen. *(»Warum machst du das? Du warst doch immer so ...«)*

4. WACHSTUM BRAUCHT TROTZDEM VERÄNDERUNG: Paradoxerweise ist Veränderung genau das, was Entwicklung ermöglicht. Aber – und jetzt kommt das aus meiner Sicht Entscheidende – je mehr wir uns über Veränderungen freuen, sie positiv bewerten, desto besser, schneller und effizienter sind wir bei der Umsetzung neuer Prozesse.

Wir lernen, reifen, entdecken Neues nur, wenn wir alte Strukturen verlassen und dabei letztendlich auch Spaß haben. Der Widerstand gegen Veränderung ist also nicht böse oder faul, er ist ein Schutzmechanismus. Aber: Wenn wir ihn bewusst wahrnehmen, können wir ihn umwandeln in freudvolle Neugier und Kreativität.

Veränderung als Dauerzustand – willkommen im Club!

Psycholog:innen nennen unsere Zeit die »VUKA-Welt«: **v**olatil, **u**nsicher, **k**omplex, **a**mbivalent. Auch wieder so ein Wort, das in nahezu jedem Vortrag von HR-Expert:innen seinen fixen Platz bekommt. Kurz gesagt: Alles ändert sich dauernd und gleichzeitig. Wow, das motiviert und begeistert, oder?

Unternehmen reagieren darauf mit …? Richtig: Prozessen. Und sie geben ihnen immer neue Namen, damit sie attraktiver klingen: »Change Management«, »Transformation Journeys«, »Agile Roadmaps«. Das klingt alles großartig, bis man merkt, dass hinter den bunten Folien meist Angst, Müdigkeit und Skepsis lauern.

Es geht aber auch anders, wie dieses Beispiel zeigt:

Bei Siemens Healthineers wurde bereits 2016 ein umfassendes Transformationsprogramm gestartet, um agiler zu werden. Statt Top-down-Anweisungen gab es dort Joy-of-Change-Workshops, in denen Mitarbeitende ihre besten Geschichten über frühere Veränderungen erzählten – inklusive Pannen. Das Ziel war es, zu zeigen, dass Wandel nicht automatisch Drama bedeutet. Der Effekt? Höhere Beteiligung, weniger Fluktuation und – man glaubt es kaum – ein messbar höherer Employee Engagement Index.

Das Paradoxon der Ernsthaftigkeit: Viele Führungskräfte glauben, dass Veränderung umso erfolgreicher ist, je ernster man sie angeht. Ernst bedeutet Kontrolle, Disziplin, Professionalität.

Freude? Igitt, das klingt nach Kindergeburtstag und ist im Businesskontext nur böse, böse, böse!

Welch ein Schwachsinn! Das Gegenteil ist wahr. Freude ist keine Ablenkung, sie ist ein Treibstoff.

Ein weiteres Beispiel aus der Praxis:

Spotify muss, so wie nahezu jedes Unternehmen heutzutage, in einem Wettbewerb bestehen, in dem sich ständig neue Anforderungen und Überraschungen auftun. Als Spotify seine Teams neu strukturierte, nannte man die Einheiten »Squads«, gab ihnen aber nicht nur kreative Namen, sondern ließ sie ihre eigenen Logos gestalten und schuf spielerische Rituale. Das Ergebnis: Die Mitarbeiter:innen identifizierten sich stärker mit ihren Teams, empfanden Stolz statt Unsicherheit und trugen Veränderungen aktiver mit.

Was wirklich hinter dem Erfolg von Spotify steckt, ist kein Rezept, sondern eine andere Art zu denken. Natürlich ist auch im Spotify-Team nicht allen diese Unterscheidung klar, und wenn man die Führungsriege von Spotify nach ihrem Erfolg fragt, tappten sie selbst das eine oder andere Mal in die Falle, die sie sich selbst gestellt haben.

Den entscheidenden Beitrag zum Erfolg leistet das Abweichen von der formalen Struktur und gerade nicht deren Einhaltung, zumindest überall dort, wo Dynamik im Spiel ist, wo der Markt also nicht stillhält. Das Prinzip finde ich echt cool: Regeln aufzustellen und sie dann marktabhängig, rasch, individuell und situationselastisch zu verändern oder gar zu brechen. So geht dynamische Veränderung, die Spaß macht, weil sie viele überzeugend und mit Leidenschaft mittragen.

Freude schafft Zugehörigkeit. Zugehörigkeit schafft Vertrauen. Und Vertrauen ist die Basis, auf der Veränderung überhaupt erst möglich wird.

Freude ist kein Wellnessprogramm. Bevor wir uns zu sehr in Luftballons und Veränderungspartys verlieren: Freude in Veränderungsprozessen bedeutet nicht, dass alles rosa wird. Freude ist nicht das Gegenteil von Ernsthaftigkeit, sondern das Gegenmittel zu Zynismus, zu Strukturpyramiden und zu Überforderung hoch zehn.

In den 1990ern startete Toyota ein Projekt namens »Kaizen« – kontinuierliche Verbesserung durch kleine Schritte. Der Begriff Kaizen kommt aus dem Japanischen. Er setzt sich zusammen aus Kai (Veränderung, Wandel) und Zen (zum Besseren).

Damit ist die permanente Verbesserung von Tätigkeiten, Abläufen, Verfahren oder Produkten durch alle Mitarbeiter:innen eines Unternehmens gemeint. Dabei war »Freude an der Verbesserung« ein zentrales Element. Die Arbeitenden wurden ermutigt, Ideen einzubringen, Fehler zu zeigen und gemeinsam zu lernen. Freude entstand nicht durch Spaß, sondern durch Stolz.

Diese Form der Freude – nennen wir sie »produktive Freude« – entsteht, wenn Menschen merken: »Ich bin Teil von etwas, das wächst.« Sie ist tief, ruhig, motivierend. Keine Euphorie, sondern Resonanz.

Die Forscherin **Carol Dweck** von der Stanford University (ja, wieder so eine aus der positiven Psychologieecke) nennt diese produktive Freude die »Growth-Mindset«-Haltung: Menschen, die Freude am Lernen haben, erleben Herausforderungen nicht als Bedrohung, sondern als Chance. Unternehmen, die diese Haltung fördern, berichten von signifikant höherer Innovationsrate.

Bei Pixar zum Beispiel beginnt jedes neue Filmprojekt mit einer »Braintrust«-Runde, in der alle Ideen, auch absurde, erlaubt sind. Die Atmosphäre ist spielerisch, aber das Ziel ist knallhart: bessere Geschichten. Das funktioniert, weil Freude die Angst vor Fehlern neutralisiert.

Die Freude am Stolpern: Fehlerkultur ist das Lieblingsschlagwort in Veränderungsseminaren. Alle wollen sie, keiner lebt sie. Aber Freude kann helfen, sie lebendig und wirkungsvoll zu gestalten.

Die Ergebnisse von vielen Studien zeigen, dass eine Unternehmenskultur, die offen mit Fehlern umgeht und diese als Chance zur Verbesserung sieht, mehr als 40 Prozent des Erfolgs zum Beispiel bei der Digitalisierung ausmacht. Das mittlere Management braucht nicht mehr vor der Einführung von Neuerungen zurückzuschrecken, weil Manager:innen wegen eines gescheiterten Projekts nicht sofort um ihre Stelle fürchten müssen.

Die Freude liegt hier im gemeinsamen Lachen über das Menschliche. Es entlastet, es verbindet und es macht Mut, Neues zu probieren.

Die Positive Psychologie spricht von »Positive Micro-Interventions«: kleine Impulse mit großer Wirkung auf Motivation und Resilienz.

Wenn Veränderer Freude erlauben: Führung in Veränderungszeiten ist oft Feuerwehrdienst: Löschen, Retten, Planen (*and repeat*). Dabei wäre die wichtigste Aufgabe, Räume für Freude zu schaffen, also für Resonanz, Humor und Sinn.

Es geht nämlich auch anders. Immer mehr Unternehmen führen im Zuge einer Reorganisation interne »Freudelabs« ein, also kleine Teams, die erforschen, was Mitarbeiter:innen wirklich motiviert. Ergebnis: weniger anonyme Kommunikation, mehr persönliche Wertschätzung, kleine Überraschungsmomente im Alltag, zum Beispiel »Random Acts of Recognition«.

Die Produktivität steigt, aber was noch wichtiger ist: Die emotionale Bindung wächst. Freude ist kein Extra mehr, sondern Kulturmittel.

»Da, wo Begeisterung ist, ist Berufung.«
(UTE LAUTERBACH)

Freude als Strategie: Freude kann man wunderbar strategisch bei Veränderungsmaßnahmen einsetzen. Sie ist nicht bloß ein Soft Skill, sondern ein Wettbewerbsfaktor.

Richard Branson sagte einmal: »You've got to have fun. You can't be creative if you're not having fun. If you're not having fun anymore, stop what you're doing.«

Unternehmen haben daraus eine ganze Markenidentität gebaut, mit Freude als Kern der Arbeit. Sie investieren nicht primär in Change-Programme, sondern in Freudekompetenz.

Drei Tipps, um Veränderung mit Freude zu überstehen (statt sie nur auszuhalten)

1. MACH AUS KONTROLLVERLUST NEUGIER UND AUS ANGST INTERESSE: Das klingt banal, ist aber Gold wert.

Wenn Veränderung kommt, ist unser erster Reflex, zu fragen: »Was verliere ich?«

Dreh die Frage um: »Was könnte ich entdecken?«

Neugier aktiviert im Gehirn dieselben Belohnungszentren wie Schokolade, nur kalorienärmer. Wenn du bewusst das Neue betrachtest wie ein:e Forscher:in und fragst: »Was passiert hier eigentlich?«, dann verschiebt sich die Emotion von Angst zu Interesse.

EIN PRAXISTIPP DAZU: Notiere dir bei jeder größeren Veränderung drei Dinge, die du lernen könntest, nicht solche, die du verlierst. Schon das verändert deine Haltung spürbar.

2. KULTIVIERE KLEINE FREUDEN STATT GROSSE EUPHORIEN: Freude im Wandel lebt in den kleinen Momenten: dem »Yes!«-Gefühl, wenn etwas funktioniert. Das Gehirn liebt Mikrobelohnungen. Und wenn du sie bewusst wahrnimmst, bleibst du motiviert, auch wenn der große Erfolg noch eine Zeit auf sich warten lässt.

3. HOL DIR FREUDE DURCH BETEILIGUNG: Viele Change-Projekte scheitern, weil es da jemanden gibt, die/der anschafft, während die anderen das ausführen müssen.

Aber produktive Veränderungsprozesse mit Freude entstehen durch Mitgestaltung. Wer mitreden, mitentscheiden, mitbauen darf, erlebt Selbstwirksamkeit, und das ist die tiefste Form von Freude.

EIN PRAXISTIPP DAZU: Frag dich in jedem Veränderungsprozess: »Wo kann ich mitgestalten?«

Selbst ein kleiner Beitrag, eine Idee, ein Vorschlag, ein Impuls verwandelt dich von der Zuschauerin bzw. vom Zuschauer zur/zum Akteur:in. Und Akteur:innen haben mehr Spaß.

Und so ein Akteur ist er, **Georg Wawschinek,** ein Mensch, der Veränderung atmet. Wenn ich an meinen lieben Kollegen und langjährigen Freund Georg denke, dann denke ich an Energie in Reinform, an einen Menschen, der sich nie mit dem Naheliegenden zufriedengibt, sondern immer das Außergewöhnliche sucht. Für ihn ist stetige Veränderung die wichtigste Essenz für Erfolg!

Georg ist kein Mann der halben Töne. Wenn er etwas anpackt, dann tut er das mit ganzem Herzen, mit brennender Leidenschaft, mit Präzision und diesem unerschütterlichen Glauben daran, dass Wirkung kein Zufall ist, sondern das Ergebnis von Bewusstsein und Hingabe.

Ich kenne Georg, wie gesagt, seit vielen Jahren, und was mich immer wieder fasziniert, ist seine Fähigkeit, sich selbst immer wieder neu zu erfinden – nicht, weil er muss, sondern weil er will.

Veränderung ist für ihn kein Störfaktor, sondern Lebenselixier. Er liebt das Unbekannte, das Unfertige, den Moment, in dem etwas Altes zu Ende geht und das Neue noch keinen Namen hat. In diesen Zwischenräumen blüht er auf. Da entstehen seine besten Ideen, seine mutigsten Projekte, seine inspirierendsten Trainings.

Georg ist einer der besten Rhetorik- und Wirkungstrainer, die ich kenne, aber das beschreibt es eigentlich viel zu wenig. Er ist ein Künstler der Sprache und der Präsenz. Wenn er spricht, dann hörst du nicht nur Worte, du spürst Haltung. Er hat diese seltene Gabe, Menschen nicht nur zu unterrichten, sondern im Kern zu berühren. Und das tut er mit einem feinen Humor, mit Charme und einer fast kindlichen Freude am Spiel mit Wirkung.

Ich habe erlebt, wie er Räume verändert, in denen er referiert. Menschen, die mit ihm arbeiten, gehen anders hinaus, als sie hereingekommen sind – nicht, weil er sie »belehrt«, sondern weil er sie an etwas erinnert: an ihre eigene Strahlkraft.

Aber Georg ist weit mehr als sein berufliches Ich. Er ist ein Mensch mit Tiefgang, Einfühlungsvermögen und Herz. Er kann zuhören, lachen, zweifeln, kämpfen und vor allem wieder aufstehen – nach Rückschlägen, nach Katastrophen, nach Momenten, in denen andere längst aufgegeben hätten. Als sein Studio bei einem Unwetter vollständig zerstört wurde, hätte er resignieren können. Stattdessen hat er daraus einen Neubeginn gemacht – stärker, klarer, echter als zuvor.

Was ich an Georg besonders liebe: Er verkörpert diesen seltenen Mix aus Professionalität und Verspieltheit. Er ist präzise wie ein Uhrwerk, aber offen wie ein Kind, das gerade eine neue Welt entdeckt. Und vielleicht ist genau das sein Geheimnis: Er lebt Veränderung mit Freude – nicht als Zwang, sondern als Ausdruck von Lebendigkeit.

Wer mit Georg arbeitet, spürt sofort: Hier ist jemand, der nicht nur über Wirkung redet – er ist Wirkung. Wer ihn kennt, weiß: Er macht nicht einfach weiter. Er macht es jedes Mal neu, jedes Mal besser, jedes Mal mit Seele.

Für dieses Buch habe ich ihn gefragt, warum er immer wieder Freude an Veränderung hat und wie sie ihn täglich begleitet, fordert und weiterbringt, obwohl es vielleicht manchmal auf den ersten Blick gar nicht so scheint.

Georg, du hast in den letzten zwanzig Jahren dein Leben gefühlt zehnmal neu erfunden. Vom Radiosender auf die Bühne, vom Schlossbüro in die Gastronomie, vom Medientraining ins Onlinebusiness und jetzt zum Wirkungs- und Rhetorikcoach! Was treibt dich an? Ist das Neugier, Abenteuerlust oder schlicht die Unfähigkeit, stehenzubleiben?

Ich habe in einem Buch von Tony Robbins einmal einen sehr schönen Vergleich gelesen. Wenn du mit einem Boot auf dem offenen Meer fährst, dann geht es offensichtlich in einer geraden Linie von A nach B. In Wahrheit bewegst du das Ruder aber ständig, weil es ununterbrochen Abweichungen gibt.

So sehe ich das bei mir: Ich bin der Rhetorik, der Wirkung und vor allem der Entwicklung von Menschen – meinem großen Thema – immer treu geblieben. Ich fahre also immer von A nach B. Parallel dazu habe ich ständig korrigiert – manchmal weniger, manchmal gröber.

Der zweite große Treiber bei mir ist Neugier. Ich frage mich oft, wie es sein mag, etwas zu tun, zu können, ein Leben zu leben. Und das mache ich dann selbst. Deshalb habe ich den Flugschein gemacht, Horsemanship-Ausbildungen, war bei der Feuerwehr, hatte ein Lokal, wurde Keynote-Speaker, Unternehmer und vieles mehr. Es hat mich interessiert, wie es wirklich ist. Die Erkenntnis daraus war, dass manches auf Dauer nicht sein musste. Erstaunlich ist, dass am Ende alles mehr oder weniger gleich funktioniert. Durch Disziplin, im ursprünglichen Wortsinn vom lateinischen »discere« (lernen, offen sein) und durch meine Liebe zur Exzellenz. Ich mag Durchschnitt nicht wahnsinnig gerne.

Wie geht deine Familie mit dem scheinbar untherapierbaren »Veränderungsvirus« von Georg W. um? Eher mit Stolz und Bewunderung oder manchmal auch mit einem tiefen Seufzer, wenn du wieder mit einer neuen Idee um die Ecke kommst?

Sie haben sich daran gewöhnt. Der Vorteil ist, dass es nie fad wird. Und ich glaube, alle wissen, dass das Ende der Veränderung für mich der Beginn des seelischen und geistigen Sterbens wäre.

Was bedeutet Veränderung für dich wirklich? Macht dir selbstgesteuerte Veränderung einfach nur Freude? Ist sie ein Zuhause geworden oder manchmal auch eine Zumutung?

Ich bin da eine komische Mischung. Einerseits liebe ich Aufbruch und Neues. Das ist voll meins. Auch wenn du es mir

jetzt nicht glaubst: Ich bin zugleich ein totales Gewohnheitstier.
Ich habe dann gerne meine Abläufe, meine Plätze, an denen ich arbeite. Aber alle paar Jahre muss was Neues sein.
Wenn du mich fragst, ob mich das auch schon Geld gekostet hat – ja, reichlich. Es hat mir auch etwas eingebracht, sonst gäbe es mich am Markt nicht mehr. Aber einmal draufzuzahlen, ist der Preis für einen reichen Erfahrungsschatz. Und der ist unbezahlbar.

Viele Menschen empfinden Veränderung als Bedrohung. Du scheinst sie zu lieben. Gab es Momente, in denen dich Veränderung trotzdem überfordert hat und du dir gedacht hast: »Jetzt reicht's, Wawschinek oder jetzt reicht's, Universum«?
Nein, nie, im Gegenteil: Ich fordere Veränderung sogar heraus. Weil ich auch an etwas glaube, nämlich dass sich ohnedies alles ständig verändert. Ich habe einmal ein spannendes Interview mit einem Hirnforscher gesehen. Der hat gesagt: »Wenn zwei Menschen in einen Aufzug steigen und kurz miteinander reden, dann steigen sie mit zwei veränderten Gehirnen wieder aus.«
Du als Arzt weißt das ja: Vom Augenblick der Geburt an altern wir schon wieder. Nichts, keine Zelle unseres Körpers bleibt konstant.
Das ganze Leben, die Welt, die Geschichte, alles ist ständige Veränderung. Warum sollte ich dann stehenbleiben?

Wenn du ehrlich bist: Brauchst du Veränderung, um dich lebendig zu fühlen? Ist Stillstand für dich der wahre Feind?
Absolut, Stillstand ist für mich der Tod. Wenn mich jemand nach langer Zeit trifft und sagen würde: »Du bist ganz der Alte«, dann würde ich nachdenken.

Du bist Perfektionist, Qualitätsfanatiker und Ästhet durch und durch. Wie oft steht dir dieser Anspruch im Weg, wenn du etwas Neues beginnen willst? Oder ist genau dieser Anspruch der Grund, warum deine Veränderungen nie halbe Sachen sind?

Beides. Mein Hang zum Perfekten oder – wie ich es mittlerweile lieber lebe – zum Exzellenten ist stark. Natürlich ist es schwer, etwas loszulassen, das richtig gut ist. Zugleich weiß ich aber, dass es noch nie schlechter geworden ist. Und wenn doch, so what? Dann habe ich etwas gelernt.

Freude ist das Thema meines Buches. Wo ist die Freude in deinen Veränderungsphasen zu Hause? Am Anfang als Motivationsbooster, im Chaos dazwischen oder erst, wenn du das Neue gemeistert hast (und vielleicht schon an das nächste Projekt denkst)?

Ehrlich? Kick-off, umsetzen, bauen. Mich fixt es unendlich an, dass ALLES von Menschen Geschaffene, das wir sehen, einmal von jemandem gedacht und dann gemacht wurde. Sich etwas auszumalen und es dann wahr werden zu lassen, das liebe ich. Das Chaos ertrage ich dann, es ist aber nicht meine Komfortzone. Dann finde ich es sehr cool, wenn es fertig ist. Und was ich null kann: verwalten.

Lieber Georg, ich danke dir für deine Ehrlichkeit und Offenheit und bin schon sehr gespannt auf deine nächste Veränderung!

Mehr zu **Georg Wawschinek**, seiner Akademie, seinem Podcast und seinen Projekten findest du hier:

Georg Wawschinek
Website: https://www.wawschinek.at/
Aktuelles: Podcast *Zeig Dich* auf Spotify und Apple Podcasts

Lasst mich dieses Kapitel wie folgt abschließen:

Natürlich wissen wir, dass Veränderung wichtig ist. Ohne sie würden wir heute noch Briefe faxen und Disketten etikettieren. Veränderung wird nicht weniger. Aber wir können entscheiden, wie wir ihr begegnen – mit Angst oder mit Freude.

Ich bin überzeugt: Freude ist die Zukunftskompetenz der Veränderung!

Freude bedeutet nicht, alles leichtzunehmen. Sie bedeutet, das Lebendige zu spüren, auch im Chaos. Sie schafft Verbindung, Neugier, Stolz und Sinn.

Vielleicht ist die größte Veränderung, die wir als Menschen und als Organisationen vollziehen können, genau diese: Freude nicht länger als Kleinod zu behandeln, das wir nur zu besonderen, seltenen Gelegenheiten aus dem Safe holen, sondern als ein funkelndes Everyday-Schmuckstück, das wir immer bei uns tragen können. So kann Freude die inspirierende Zutat werden, die den Wandel überhaupt erst genießbar macht.

Oder wie man es auch sagen könnte: Veränderung ist unvermeidlich, Freude ist optional. It's up to you!

Der Freudesupermarkt – Einkaufswagen voller Glück! Nicht kühl lagern, sofort genießen!

Zweite Kassa, bitte!« Dieser unüberhörbare Ruf im Stau der Einkaufswagen nach erweiterter Servicequalität ist legendär. Unlängst stand ich wieder ungeduldig als Nummer siebzehn in der Reihe, zugegebenermaßen etwas verärgert, da ich es eilig hatte. (Aber unter uns: Wann habe ich es nicht eilig?)

Ich stehe also da und warte, nehme mein Handy zur Hand und weiß eigentlich wieder einmal gar nicht, warum ich das tue.

> Studien von Webcare.plus zeigen übrigens, dass wir unser Handy durchschnittlich 88 Mal pro Tag unmotiviert zur Hand nehmen, anschauen und etwa 53 Mal entsperren. Das entspricht etwa alle achtzehn Minuten, wenn wir sechzehn Stunden wach sind.
> Warum tun wir das? Der regelmäßige Griff zum Smartphone hat sich zu einer tief verwurzelten Gewohnheit entwickelt. Wie doof sind wir ...

So, alle E-Mails und Facebook-Meldungen gecheckt, gelikt und gelöscht, da kam plötzlich ein Gedankenblitz: Ich stellte mir hier im Warteraum der Frische die Frage, was denn wäre, wenn es in diesem Supermarkt keine normalen Produkte, sondern alles rund um die Freude zu kaufen gäbe.

Da begann der Gedankenspaziergang durch die Regale, auf den ich dich gerne mitnehme. Stell Dir also vor, du gehst ein kaufen, aber nicht für Brot, Butter und Milch. Nein, du gehst in den **Freudesupermarkt**.

Ein Ort, an dem keine Preise angeschrieben sind, weil alles unbezahlbar und trotzdem umsonst ist. Dort riecht es nach

Kindheit, Hoffnung und frisch gebackenen Möglichkeiten. Die Musik im Hintergrund? Ein Mix aus Lieblingsliedern, Lachen und dem Geräusch von Plänen, die endlich wahr werden.

Die Einkaufswagen: Gleich am Eingang: Einkaufswagen. Du nimmst einen, er ist federleicht, weil Ballast hier draußen bleibt. Jeder Wagen ist individuell designt. Manche rollen auf Ideen, andere auf Erinnerungen. Deiner trägt die Aufschrift »Nur was dir wirklich guttut«.

Die Regale: Du betrittst die erste Abteilung mit dem **Regal für kleine Freuden**. Dort stehen Minimomente in hübschen Gläsern – ein »Sonnenaufgang frisch vom Feld«, »Geruch von nassem Gras nach einem warmen Sommerregen« in der 500-Gramm-Packung, ein »echtes Gespräch« im Sonderangebot.

Du nimmst ein Glas »ungeplantes Lächeln« und liest hinten die Zutaten: *ein bisschen Mut, 150 Gramm Charme vom Feinsten, null künstliche Erwartungen.* Schmeckt besonders gut bei *spontanen Begegnungen.*

Weiter hinten sind die **Gedankenkonserven**. Das klingt unromantisch, doch es sind Delikatessen. Hier stehen Dosen mit der Aufschrift »Heute ist Kummer genug«, daneben welche mit Etiketten »Du darfst dich irren« und mein Favorit: »Du bist wertvoll – die Selbstbewusstseins-Dose«.

Du gehst zur Feinkosttheke. Ein älterer Herr mit freundlich blitzenden Augen reicht dir eine Scheibe »Authentizität am Stück«. Du kostest, es schmeckt ungewohnt ehrlich, ein bisschen nach Risiko, aber auch nach echtem Leben. Du nimmst 100 Gramm davon, dazu noch 200 Gramm »Erfahrung im Ganzen«.

Du gehst weiter zur **Tiefkühlabteilung**. Hier liegen »eingefrorene Träume«, »aufgeschobene Abenteuer«, sogar »fast vergessene Leidenschaften«. Ein Warnschild blinkt dezent: *»Auftauen nur unter Aufsicht des Herzens«.*

Natürlich gibt es auch eine **Süßwarenabteilung**. Aber sie heißen hier nicht Schokoriegel, Zuckerln oder Pralinen, sondern

- **»SELBSTIRONIE-KARAMELL«** – gut gegen Eitelkeit,
- **»HUMOR-KROKANT«** – knuspert gegen Zynismus und
- **»DANKBARKEITSDRAGEES«** – in drei Sorten: gestern, heute, morgen.

Ein kleines Kind zeigt auf die oberste Reihe: »Mama, darf ich ›Noch einmal Kind sein‹ für Oma mitnehmen? Das hat sie doch so gerne.« Die Mutter lächelt, und für einen Moment sieht man: Sie hat es gerade gekauft.

»Freude ist nicht die Abwesenheit von Schmerz, sondern die Anwesenheit von Sinn.« (Viktor Frankl)
»Und Sinn gibt's nicht auf Amazon Prime.« (Roman Szeliga)

Am Ende der Gänge hängen Plakate mit **Sonderangeboten**:

- **»HEUTE IM ANGEBOT: MUT IN PROBIERGRÖSSE«**
- **»NIMM 3, ZAHL NICHTS: LIEBE, VERTRAUEN, NEUGIER«**
- **»NEU IM SORTIMENT: ZEIT NUR FÜR DICH«**
- **»HERZENSWÄRME 3 + 1 GRATIS«**
- **»SCHMETTERLINGE IM BAUCH XXL-PAKET«**

Hier gibt es auch Beratung. Keine Verkäufer:innen, sondern Lebensberater:innen mit Schürzen, auf denen steht *»Ich höre dir gerne zu«*. Eine Frau in der Ecke sucht verzweifelt nach »Ideenspaghetti«. Ein:e Mitarbeiter:in reicht ihr ein Buch mit leeren Seiten. Sie fängt an zu schreiben.

An der **Kassa** kein Piepston, sondern eine freundliche Stimme: »Möchtest du dir heute selbst danken?« Du nickst und antwortest: »Dann bitte einmal Lächeln zum Mitnehmen.«

Und gerade in dem Moment, in dem ich mir dachte: »So, jetzt habe ich alles, was ich wirklich fürs Leben brauche«, spürte ich plötzlich einen leichten Stoß im Rücken. Eine genervte Stimme raunzte mir im tiefsten Dialekt ins Ohr: »Na geh, Oida, gibst jetzt endlich dein Klumpert aufs Bandl oder schlafst gleich ein und brauchst ein Polster? Geh weiter jetzt, ich möcht a zahlen!«

Ich ließ den vierzigjährigen ganzkörpertätowierten Kosmoproleten vor – aus Sicherheitsgründen.

Da wurde mir klar: Die ganze Seifenblase vom Freudesupermarkt war geplatzt. Vor mir blinkte keine Wunderweltkassa, sondern schlicht und ergreifend das Förderband im echten Supermarkt.

Hinter mir stand eine grantige ältere Frau mit zwei Packungen Milch und einem Gesicht, als hätte ihr irgendwer den »Humor im Sonderangebot« vor der Nase weggeschnappt.

Und so merkte ich: Gefühle kosten nichts, aber die harte Realität bittet trotzdem zur Kassa.

Frustriert schob ich meinen Einkaufswagen nach draußen. Ich war wieder im echten Leben angekommen, aber irgendwie war etwas mit mir passiert: Ich trug im Geist ein vollgepacktes Einkaufssackerl (für meine geschätzten Leser:innen aus deutschen Landen: »Einkaufstüte«) mit wohltuendem Inhalt! Denn ich weiß: Diesen Supermarkt kann ich mir selbst bauen – aus Erinnerungen, Ideen, Zeit, Mut, Engagement, Kreativität und Lust. Ich brauche keine Filialkette, sondern nur mich.

Vielleicht braucht es aber auch gar kein Geschäft und keine Rabattmarken, sondern nur ein bisschen Achtsamkeit und die Lust, sich immer wieder einmal etwas ganz Besonderes zu gönnen, das einfach Freude macht und nichts kostet.

Frage:

Was legst du heute in deinen Einkaufswagen?

Ein bisschen Selbstironie?

Ein Gespräch, das du schon zu lange vermeidest?

Einen Moment Stille, ganz ohne Podcast im Ohr?

Oder den Gedanken, dass echte Freude kein Produkt ist, sondern ein Gefühl – täglich frisch, ohne Mindesthaltbarkeitsdatum und nicht im Sonderangebot.

Ein Stück Torte ist kein moralisches Versagen – die Kunst, dem schlechten Gewissen die rote Karte zu zeigen

Ich gebe es gleich zu: Die folgenden Zeilen könnten jetzt etwas polarisieren.

In meiner medizinischen Karriere als Internist habe ich in zahlreichen Vorträgen und Patient:innengesprächen über gesunden Lebensstil, gute Blutwerte, Bewegung, gesunde Ernährung und was man sonst noch alles richtig machen sollte gesprochen. All das im kompetenzvermittelnden weißen Mantel und oft mit erhobenem, warnendem und belehrendem Zeigefinger!

Plötzlich sagt dieser ehemalige Halbgott in Weiß (zu einem ganzen hat es leider bei mir nicht gereicht):

»Gönn dir doch einmal ein Gläschen Wein«, »Iss doch die Manner-Schnitten, wenn du Lust hast«, »Bleib auf der Couch, Sport betreiben kannst du auch morgen«.

Das klingt doch irgendwie für viele nach einem schlechten Scherz, in etwa so, als würde ein Feuerwehrmann sagen: *»Ach, ein kleines Lagerfeuer im Wohnzimmer? Warum nicht, das schafft Stimmung.«* Aber ich meine es ernst. Und zwar sowas von.

Bevor jetzt die medizinischen Kolleg:innen die Injektionsnadeln zücken, die Ernährungsberater:innen die Kalorientabellen werfen und die Gesundheitsapostel kollektiv hyperventilieren: Keine Sorge, ich bin nicht verrückt geworden. Ich bin nur draufgekommen, dass **gesund sein** nicht immer **gesund leben** heißt – oder besser gesagt: nicht **perfekt leben**. Perfektion macht nicht gesund. Perfektion macht oft nur müde. Der Mensch ist kein Reagenzglas auf zwei Beinen, sondern eine lebendige Gefühlswelt mit Bedürfnissen unterschiedlichster Art.

Ich habe viele Jahre damit verbracht, Menschen aufzuklären, was gesund ist, was schadet, was man vermeiden sollte. Ich habe über BMI, LDL, HDL gesprochen und erklärt, dass wir täglich 10 000 Schritte* gehen sollen, um gesund zu bleiben. Und das macht auch alles meistens Sinn. Wirklich.

Aber es ist eben nicht alles.

Weißt du, was ich in all den Jahren noch gelernt habe, in diesen Gesprächen mit Patient:innen, im ehrlichen Austausch mit Kolleg:innen, vor allem im ganz normalen Leben? Dass viele Menschen gar nicht daran scheitern, dass sie nicht *wissen*, was gesund wäre, sondern daran, dass sie glauben, sie müssten **immer** alles richtig machen.

Wenn sie das einmal nicht schaffen, dann kommt das schlechte Gewissen und dann kommt der Druck. Und aus einem Stück Marmorkuchen wird ein persönliches Versagen mit langfristiger Todesfolge. Und genau das ist das eigentlich Ungesunde.

Deshalb schreibe ich genau diese Zeilen in meinem Buch! Ich bin der Meinung, nein, der festen Überzeugung: Wir brauchen mehr Freude, mehr Genuss, mehr echte Lebenslust und weniger Selbstkasteiung.

Das ist kein Aufruf zum hemmungslosen Drauflosleben, zu Alkoholexzessen und Drogenkonsum. Ich plädiere nicht für Zügellosigkeit, Völlerei oder zwei Packungen Zigaretten zum Frühstück.

Aber ich sage: Ein bisschen lockerer und freier zu sein, ein

* Diese Zahl zählt übrigens zu den FAKE NEWS allererster Güte, genauso wie jener Mythos, dass besonders viel Eisen im Spinat sei. Die viel beworbene Fitnessmarke von 10 000 Schritten pro Tag entstand durch die clevere Marketingkampagne zu den Olympischen Spielen 1964 in Japan. Die Firma Yamasa nutzte den Hype und brachte mit dem »Manpo-kei« (was so viel heißt wie »10 000-Schritte-Zähler«) den ersten transportablen Schrittzähler auf den Markt. Diese hohe Anzahl der zurückgelegten Schritte sei äußerst gesund und der Ausdruck eines gesunden Lebensstils, warb Yamasa. Wissenschaftliche Studien oder medizinische Untersuchungen brauchte der Hersteller für diese Aussage offensichtlich nicht.

bisschen mehr Lustgewinn und weniger selbst auferlegte Verbote schaden nicht.

Es geht darum, sich ab und zu ganz bewusst etwas zu gönnen, nicht aus Trotz, Wut, Ärger oder Frust, sondern als Selbstfürsorge, nicht weil es verboten ist, sondern weil es guttut – dem Kopf, der Seele, dem inneren Gleichgewicht.

Und ehrlich: Wenn du nach einer Woche voller Stress einmal sagst: »Heute gönne ich mir ein Glas Wein mit Freund:innen und meine Laufschuhe bleiben im Kasten«, dann ist das keine Schwäche. Das ist intelligente Psychohygiene.

Ich will mit diesem Kapitel ein bisschen Druck herausnehmen, dir zeigen, dass es okay ist, nicht perfekt zu sein. Es geht darum, dass du dich nicht dafür entschuldigen musst, wenn du dir etwas gönnst, und dass das, was uns manchmal »verboten« scheint, in Wahrheit oft das ist, was uns im Innersten wieder ein Stück gesünder macht.

Also ja: Der Arzt deines Vertrauens sagt hier ganz offiziell: Lebe, genieße und hör auf, dich ständig zu optimieren, denn sonst wird das Leben irgendwann nur mehr ein Projekt und kein Erlebnis.

Warum Genuss kein Schimpfwort ist: Manchmal hat man das Gefühl, das Leben sei eine einzige Gesundheitsprüfung – wie ein großer medizinischer Aufnahmetest, bei dem ständig jemand fragt: »Was war Ihr letzter Blutzuckerwert?« oder »Wie oft haben Sie heute schon geatmet?« Wehe, man antwortet mit: »Ich hatte Schokolade zum Frühstück.« Dann wird man angeschaut wie ein:e Serienmörder:in mit Kakaofingern.

Aber Hand aufs Herz (bitte vorher desinfizieren): Muss denn wirklich jeder Genuss automatisch mit einem schlechten Gewissen serviert werden?

Ein Leben ohne Genuss ist wie ein EKG ohne Zacken – es bedeutet »klinisch tot«.

Schokolade ist keine Droge, sondern manchmal die beste Medizin. Manchmal braucht die Seele ein Pflaster. Und manchmal ist dieses Pflaster aus Nougatkrokant in der 300-Gramm-Dosis – hoch konzentriert und gar nicht bitter. Oder es wird in einem Weinglas serviert – ein alter Italiener aus der Toskana, Tignanello von Antinori, Jahrgang 2015.

Es ist nicht dazu da, um süchtig zu machen, sondern um wieder gerade denken zu können. Psychische Gesundheit braucht emotionale Belohnung. Wer immer nur Nein zu sich selbst sagt, hört irgendwann auf, überhaupt etwas zu fühlen.

Seien wir doch ehrlich: Ein Mensch, der nie »sündigt«, ist verdächtig. Genuss ist keine Sünde, sondern ein Bedürfnis.

Noch einmal: Ich spreche nicht von täglich vier Tafeln Schokolade oder einem allabendlichen Delirium. Ich spreche von der Kunst, sich gezielt zu belohnen, vielleicht sogar, wenn es keinen Grund dafür gibt. Wer in Maßen genießt, lebt länger und vor allem glücklicher und freudvoller.

> Ein Mensch, der nie aus der Reihe tanzt, hat nur vergessen, wie Musik klingt.

Fitness ist gut, Frohsinn ist besser, am besten ist beides.

Wir leben in einer Zeit, in der du dich fast entschuldigen musst, wenn du keinen Personal Trainer hast oder wenn du normales Joghurt kaufst, statt zum Glas mit der Aufschrift »fettfrei mit probiotischen Bakterienkulturen« zu greifen.

Aber der Körper ist nicht der Feind. Er will nicht unterjocht, sondern verstanden werden.

Was viele vergessen: **Die WHO zählt »psychosoziales Wohlbefinden« zur Definition von Gesundheit.** Das heißt im Klartext: Lachen ist gesund. Genießen ist gesund. Und ab und zu einmal eine Pizza Quattro Stagioni mit extra Salami nach 22:00 Uhr, auch das kann eine therapeutische Maßnahme sein.

Nur wer genießt, bleibt genießbar. Natürlich sind Sport und ausgewogene Ernährung wichtig. Aber wer glaubt, dass Lebensqualität nur über Proteinshakes definiert werden kann, hat noch nie nach einem Lachanfall Seitenstechen gehabt. Das ist übrigens das beste Bauchmuskeltraining, gleich nach der Übung, sich selbst regelmäßig auf den Arm zu nehmen.

Mein lieber Kollege **Dr. Eckart von Hirschhausen** meinte einmal dazu treffend: »Man kann sich gesund essen, aber man kann sich auch krank verzichten.«

Genusskompetenz – die unterschätzte Lebenskunst: Wenn Kinder ein Eis wollen, fragen sie nicht nach dem Kaloriengehalt. Sie lecken. Sie lachen. Sie leben.

Und wir? Wir googeln vorher, wie viele Stunden so ein Stanitzel mit Heidelbeere, Vanille und Schokosauce uns am Laufband wieder »kostet«.

(Ich habe natürlich auch gegoogelt: Eine Kugel Eis hat je nach Zusammensetzung, Milch und Fruchtanteil zwischen 150 und 200 Kilokalorien. Um die Kalorien dieser einen Kugel zu verbrennen (die Tüte nicht mitgerechnet), könntest du je nach deinem individuellen Kalorienverbrauch zwischen zehn und zwanzig Minuten – abhängig von der Geschwindigkeit – laufen. So sieht's aus, und dennoch empfehle ich dir von Herzen, dass du dir hie und da mal »eine Kugel gibst«.)

Genusskompetenz heißt, dass man sich bewusst dazu entscheidet, sich etwas zu gönnen, und es dann auch in vollen Zügen genießt, ohne danach mit der Schuldpeitsche auf sich einzuschlagen. Es ist Zeit, mit einem hartnäckigen Irrtum aufzuräumen, nämlich dass man sich nur etwas gönnen darf, wenn man vorher gelitten hat.

Diese Fähigkeit, sich nicht ständig selbst zu gängeln, ist ein Ausdruck emotionaler Reife. Wer immer nur streng mit sich ist, verliert irgendwann das Gespür für Lebenslust. Es geht nicht darum, ständig aus dem Vollen zu schöpfen, sondern ***die besonderen Momente nicht zu verpassen***, wenn das Leben einem – symbolisch gesehen – eine extra Portion Schlagobers anbietet.

Viktor Frankl hat das schon gewusst, als er sagte: »Zwischen Reiz und Reaktion liegt ein Raum. In diesem Raum liegt unsere Macht zur Wahl.«

Wer sagt, dass nicht manchmal in diesem Raum auch eine dicke, fette Leberkässemmel liegt?

Wir müssen weg vom Entweder-oder-Muster. Gesundheit ist nicht der Gegner von Genuss. Beide sind ein Paar, und wenn sie gut zusammenarbeiten, wird daraus Lebensfreude.

Weil wir gerade beim Genießen sind: Hier ein kleiner Wissenschaftssnack:

Genuss als Anti-Burn-out-Mittel: Psycholog:innen warnen vor dem sogenannten »hedonistischen Defizit«, der Unfähigkeit, Freude zu empfinden, weil man sich ständig selbst optimiert, geißelt oder kontrolliert. Menschen, die regelmäßig kleine Dinge bewusst genießen, haben niedrigere Depressionsraten, bessere Stressbewältigung und sind im Schnitt zufriedener mit ihrem Leben. Menschen, die sich regelmäßig selbst belohnen (auch mit kleinen Dingen), zeigen ein deutlich höheres Maß an psychischem Wohlbefinden – unabhängig von Einkommen oder Lebensumständen.

Kulinarik ist nicht der einzige Genuss. Die Seele braucht Abwechslung, auch das weiß die Wissenschaft. Nicht nur Essen nährt. Auch andere »Genüsse« wirken wie Seelenvitamine: ein Nachmittag mit Nichtstun oder ein heißes Bad mit Musik – so wird ein Badezimmer zum Spa für Leute mit Fantasie. Oder ein Buch lesen, das NICHT bildet, aber unterhält. Seelenhygiene ist, wenn man wieder lachen kann, ohne dass man sich dabei wie ein:e Kulturbanaus:in mit schlechtem Gewissen fühlt.

Drei »Gönn-dir«-Beispiele:

GÖNN DIR EINEN TAG IM PYJAMA, OHNE TO-DOS, OHNE PRODUKTIVITÄT Die Arbeitspsychologie sagt: Bewusst einmal nichts zu tun ist wichtig, um kreative Reserven wieder aufzufüllen.

GÖNN DIR EIN DATE MIT DIR SELBST: LIEBLINGSLOKAL, LIEBLINGSPLATZ, LIEBLINGSESSEN Selbstfürsorge erhöht das Selbstwertgefühl und reduziert emotionale Abhängigkeit von externer Bestätigung. Du bist nicht allein. Du bist mit dir unterwegs. Was gibt es Besseres?

GÖNN DIR EINMAL EINEN HALBEN TAG OFFLINE Wir kennen alle nur zugut den Begriff »Digital Detox«, sprich: bewusste Medienabstinenz. Es wäre doch im Prinzip ganz einfach, zum Beispiel stundenweise gezielt auf das digitale Kleinod namens Handy zu verzichten.

Faktum hingegen ist, dass die meisten bereits nach kurzer Zeit Entzugserscheinungen, Angstzustände und das belastende Gefühl bekommen, das wirklich Wichtige im Leben zu verpassen. Genau jetzt passieren die tollsten Momente in der Welt und wir sind nicht dabei.

Als erstes wurde diese Tatsache als »Nomophobie« (no mobile phobia) bezeichnet, also, die Angst, nicht erreichbar zu sein oder den Kontakt zu anderen zu verlieren. Auch einen weiteren Begriff kennen wir in diesem Zusammenhang: »FOMO« (fear of missing out), also die Angst, etwas zu verpassen. Details dazu findest du hier:

Neue psychologische Studien haben ergeben, dass dieses Phänomen viel tiefer geht und soziale Auswirkungen hat:

Wer sein Smartphone nicht ab und zu offline schaltet, riskiert eine permanente Überflutung an (schlechten) Nachrichten, (desillusionierenden) Bildern und weiteren (belastenden) Informationen, die der mentalen und emotionalen Fitness einfach nicht guttun. Die positiven Auswirkungen, wenn wir uns hier disziplinieren und gezielt daran arbeiten, nicht ständig erreichbar – sprich: online – zu sein, liegen auf der Hand (denn die ist ja jetzt leer ...):

- Mehr persönliche Freiräume für freudvolle Erlebnisse
- Verbindende Genussmomente
- Förderung des Stressabbaus

Ich kann nur jedem empfehlen, selbst einmal zu überprüfen, wie viele Stunden man täglich »im Netz« ist. Das Ergebnis wird manche überraschen, vielleicht sogar irritieren und hoffentlich sowohl zum Nachdenken anregen als auch im besten Fall zum achtsameren Umgang mit dem Mobiltelefon motivieren.

So schlimm ist es bei mir (noch) nicht, aber hier schreibt einer, dem es auch sehr schwerfällt, sich immer wieder strukturiert und bewusst aus dem digitalen Sog zu subtrahieren. Ich bin auch ganz stolz, wenn es mir wieder mal gelingt, bewusst die Aus-Taste des Handys zu drücken (ja, es gibt eine), um mich dann dem echten Leben mit Freude zu widmen. Und ich arbeite daran, noch besser zu werden.

Flugmodus ist nicht nur für Handys. Auch die Seele braucht mal keinen Empfang.

FAZIT: Ich fasse zusammen: Wir sollten das Wort »Genuss« endlich auf die Liste der empfohlenen Gesundheitsmaßnahmen setzen, direkt neben »ausreichend Schlaf« und »nicht alles so ernst nehmen«.

Nicht jede Pause ist Faulheit. Nicht jeder Schokoriegel ist ein Drama. Nicht jeder Abend auf der Couch ist verlorene Zeit. Wer bewusst genießt, entscheidet sich für sich selbst. Und diese Entscheidung ist wahre Selbstfürsorge. Das ist keine Ausrede, sondern eine Methode, die guttut – dir und letztendlich auch den anderen, die mit dir zu tun haben.

Ich bin überzeugt: Genuss ist keine Belohnung für Leistung. Er ist ein Grundrecht des Menschseins. Und Genuss macht Freude!

Breaking News – dein Herz ist keine Mülldeponie: die Rückeroberung der Freude

Beginnen wir mit einer einfachen Frage: Wozu genau konsumieren wir täglich zigmal Nachrichten, wenn wir am Ende doch nur ein und dieselbe Botschaft hören – nämlich: »Es wird schlimmer.«

Hast du heute schon etwas Schönes in den Nachrichten gesehen? Nein? Ich auch nicht. Die Welt brennt, täglich. Krieg hier, Krise dort, Flutwelle da. Der Killermedien-Wahnsinn scheint seinen eigenen Channel zu haben – 24/7, mit Liveticker, Pushnachrichten und kommentierten Bildstrecken.

Und wir? Wir klicken. Wir scrollen. Wir saugen auf. Und wundern uns dann, warum die Laune in den Keller rauscht wie ein Fahrstuhl ohne Boden.

Willkommen im Zeitalter der Apokalypse-on-Demand. Der tägliche Tsunami an schlechten Nachrichten ist nicht nur ein Stimmungskiller, sondern wissenschaftlich gesehen eine echte Gesundheitsgefahr.

Unsere Seele war nie dafür gebaut, das Leid der ganzen Welt zu tragen, schon gar nicht jeden Tag in HD und Dolby Surround. Aber genau das passiert und langsam wird unser innerer Garten zur Geröllhalde.

Chronischer Nachrichtenkonsum erhöht den Stresspegel messbar. Eine Studie der University of California fand heraus: Menschen, die täglich mehrere Stunden mit schlechten Nachrichten konfrontiert werden, zeigen signifikant höhere Cortisolwerte, also ein dauerhaft aktiviertes Stresssystem.

Salopp übersetzt in die Sprache des Arztes: Die Amygdala feuert wie eine Silvesterrakete auf Speed, der Hippocampus verkriecht sich unter die Decke und der präfrontale Kortex, der eigentlich für Vernunft und Abwägung zuständig ist, murmelt nur noch: »Baby, ich kann nicht mehr.«

Das Resultat: Schlafstörungen, Gereiztheit, chronische Erschöpfung – und die Lebensfreude ist wie weggeblasen.

Psychologisch nennt man diesen Symptomenkomplex »Doomscrolling Fatigue«. In Österreich würde man sagen: »I bin scho ganz deppat vom Lesn.«

Deine gesunde gute Laune ist systemrelevant. Wir reden viel von Resilienz, Achtsamkeit und mentaler Gesundheit, aber wann hast du dich zuletzt gefragt: Was macht mich eigentlich froh? Wann war ich so richtig glücklich? Nicht oberflächlich abgelenkt, sondern wirklich froh, wirklich glücklich? Viele Menschen wissen es nicht mehr.

Hier ein kleiner Glückstest dazu mit Augenzwinkern:

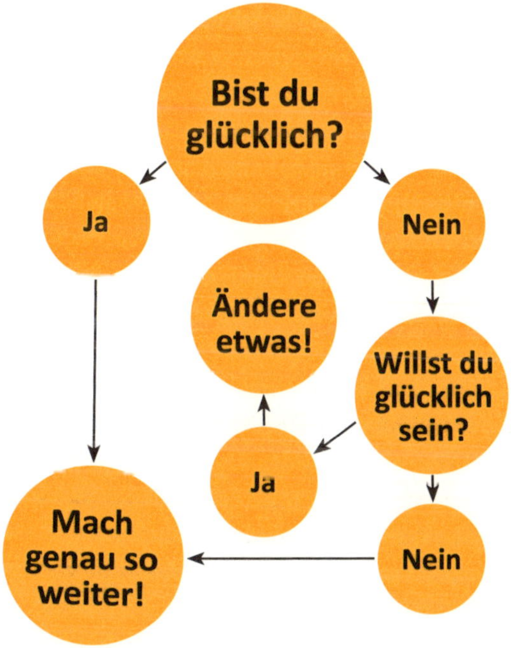

Die Freude, einst ein Stammgast in unserem inneren Wohnzimmer, wurde nach und nach hinauskomplimentiert. Erst die schlechte Nachricht, dann das schlechte Gewissen, dann das Gefühl: »Ich darf mich doch jetzt nicht freuen, wo die Welt so ist, wie sie ist.«

Doch genau darin liegt der Irrtum. Gerade weil die Welt ist, wie sie ist, brauchst du Freude – nicht als Flucht, sondern als Widerstand. Fröhlichkeit ist kein Egoismus, sie ist ein Aufstand. Du darfst dich freuen. Du darfst lachen. Du darfst tanzen, feiern, leicht sein. Nicht **trotz**, sondern **wegen** der Dunkelheit da draußen.

Freude ist nicht reserviert für die Schönen und Reichen dieser Welt!

Sie ist ein politisches Statement. Ein liebevoller, leiser Protest gegen das kollektive Ertrinken im Elend. Denn mit einem lichtvollen Herzen leuchtest du auch für andere. Ein fröhlicher Mensch steckt an wie ein Virus, aber eben der von der guten Sorte.

Deine jetzige Therapie? 10 × täglich 100 mg Weltuntergang? Absetzen! Hier kommt der harte, aber charmante Rat des Arztes deines Vertrauens: Entziehe dich dem Alltagwahnsinn der Nachrichtenredaktionen dieser Welt und jenen, die sich für solche halten.

Mach Newsfasten, Katastrophen-Detox, digitale Diät.

Nein, damit bist du nicht »desinteressiert« oder »unverantwortlich«.

Du bist klug. Du schützt Dich.

Denn zu viel Input frisst Output. Wer ständig schlechte Nachrichten konsumiert (oder sag du mir, wo die positiven sind, denn ich sammle sie mit Leidenschaft), hat irgendwann keine Energie mehr für seine eigene Realität.

Kuratier stattdessen deine Medien. Wähle bewusst, wann du wie viel aufnimmst, und mach vor allem danach wieder die Tür zu.

Mach dir einmal den Spaß (ich verspreche dir, es wird in Wahrheit keiner sein) und gehe auf eine deiner Lieblings-News-plattformen und zähle auf der Startseite die positiven und die negativen Schlagzeilen. Mach das aus statistischen Gründen eine Woche lang.

Wenn du dann feststellst, dass in Summe die positiven Nachrichten, Berichte und Artikel überwiegen, dann schick mir bitte einen Screenshot davon. Diesen werde ich mir einrahmen. Toi, toi, toi!

(Kleiner Spoiler: Im Durchschnitt sind über drei Viertel unserer täglichen Nachrichten NEGATIV, BEUNRUHIGEND, ANGST-FÖRDERND, BELASTEND!)

Bau dein eigenes kleines Königreich der Freude. Fang an, dein Umfeld freudvoll zu gestalten – als bewussten Gegenentwurf. Mach deine Wohnung zur Wohlfühlzone.

Hör Musik, die dich motiviert. Lies Bücher, die dich stärken. Triff Menschen, mit denen du lachen kannst. Kauf dir selbst Blumen, auch ohne Anlass. Zieh schöne Kleidung an, auch wenn du heute niemanden siehst. Mach es für dich. Punkt.

Der Joyfilter für dein Gehirn: Dein Gehirn ist ein Gewohnheitstier. Wenn du es täglich mit Negativität fütterst, wird es zum Schwarzseher im Autopilotmodus.

Aber die gute Nachricht: Du kannst es umprogrammieren.

Stell dir vor: Für jede schlechte Nachricht, die du konsumierst, suchst du aktiv eine gute, für jedes Horrorszenario eine Hoffnungsmeldung.

Das Internet hält nicht nur Düsternis, sondern auch Licht bereit. Du musst nur klicken – die richtigen Seiten, die richtigen Kanäle.

Hier meine Tipps: Sammle und markiere diese Good-News-Seiten für emotionale Notfälle, wenn wieder jemand den unmittelbar bevorstehenden Weltuntergang prognostiziert. Egal ob es kleine Katzen- oder Hundefotos sind, Videos von einsamen Traumstränden, die im Loop laufen oder Comedians, die eine Pointe nach der anderen in die Welt entlassen. Such aktiv. Es gibt sie! Ob ein geretteter Igel oder ein Paar, das mit 92 noch Händchen hält – füttere dein Gehirn mit Hoffnung. All das ist legales Doping für die Seele und der Emotionsbaldrian, der dich wieder durchatmen lässt, wenn dir vor lauter Ärger und Frustration der Atem stockt.

- Statt zigmal täglich »kurz schauen, was los ist« konsumiere zweimal täglich gezielt Qualitätsmedien. Kein TikTok, wenn es um Krieg geht!
- Erzähl keine Katastrophen mehr weiter. Erzähl schöne Dinge. Und beobachte, wie sich Gesichter entspannen.
- Check Fakten! Es ist nicht unsexy, etwas zu überprüfen, sondern intelligent.

Feiere das Banale, weil auch das das Leben ist. Nicht alles, was Freude macht, muss spektakulär sein. Es kann auch ein Stanitzel Eis von der Lieblingsgelateria (liebe Leser:innen aus deutschen Landen: ein Stanitzel ist eine Tüte oder eine Waffel), ein Gespräch mit Tiefgang oder der erste warme Sonnenstrahl nach einem nebligen, kalten Winter sein.

Wir haben oft verlernt, das Kleine zu sehen und zu schätzen. Dabei besteht das Leben aus genau diesen Dingen. Wer das Banale lieben lernt, hat das Rezept für tägliche Glücksmomente gefunden.

Lass das Lachen rein, auch wenn dir nicht danach ist. Ja, die Zeiten sind ernst, herausfordernd, brutal.

Aber das Leben ist auch bunt und vielseitig. Du musst nicht alles mitfühlen, um menschlich zu sein. Manchmal ist der

Humor mit seiner Vielschichtigkeit, den wir uns erlauben, ein Rettungsring. Denn Humor kann Abstand schaffen – nicht um zu verdrängen, sondern um mit den richtigen Gedanken weiterzumachen und nicht zu resignieren. Das Leben ist ernst genug, du musst es nicht auch noch sein.

Werde zum Leuchtturm oder wenigstens zur Taschenlampe in deinem Umfeld. Freude ist ansteckend. Sei der Mensch, bei dem andere aufatmen, der nicht gleich mitjammert, sondern auch einmal fragt:

»Was war heute eigentlich schön?« Der nicht die Katastrophe teilt, sondern das Kompliment und statt Sarkasmus Wortwitz streut.

Bei einem meiner letzten Seminare hat ein Teilnehmer auf meine Frage, ob er so eine Art Lebensphilosophie hat, geantwortet: »Immer wenn ich aufstehe, sage ich zu mir selbst: Heute ist ein guter Tag.«

So einfach und so cool!

Deine Einstellung macht den Unterschied in Gesprächen, in E-Mails, in deiner Energie. Du wirst erstaunt sein, wie stark du allein durch deine Haltung wirken kannst.

Erlaube dir Begeisterung! Bedingungslos! Vielleicht das Wichtigste: Du brauchst keinen Grund, um glücklich zu sein, kein Ergebnis, keine Leistung, keine Rechtfertigung.

Du darfst gut drauf sein, einfach weil du lebst, weil dein Herz schlägt, weil du ein Wesen bist, das fühlen, lachen, tanzen kann. Freude ist kein Ziel, sie ist dein Geburtsrecht.

FAZIT: Die Welt ist nicht nur schlecht. Wir sind nur schlecht darin, sie auch gut zu sehen. Die Wahrheit ist: Die Welt ist nicht nur Krise, Krieg und Katastrophe. Sie ist auch Kunst, Kuss, Karneval. Sie ist der Hund, der auf der Wiese tollt, der alte Mann, der seiner Frau die Handtasche trägt, der

Moment, wenn der Busfahrer auf dich wartet, wenn jemand »Danke« sagt und wenn du ohne Grund lachst.

Wir werden diese Welt nicht retten, indem wir sie schlechtreden, sondern indem wir beginnen, wieder in ihr gut und freudvoll zu leben.

Wir sollten wieder mehr versuchen, die Freude nicht dem Zufall zu überlassen, sondern zur bewussten Entscheidung zu machen.

In diesem Sinne: Schluss mit dem Apokalypse-Abo. Abonniere lieber das Leben.

Auf zu den letzten Stationen unserer Expedition!

Wenn die Freude auf Sendung geht

Weil ich immer sehr beharrlich daran arbeite, motivierende, begeisternde Möglichkeiten zu finden oder selbst welche zu entwickeln, die möglichst viele Menschen mit positiven Emotionen und Themen konfrontieren, ist da vor zwei Jahren etwas Wunderbares entstanden.

Im März 2024 startete ich gemeinsam mit **Jasmin Dolati**, ihres Zeichens Programmchefin von ORF Radio Wien, ein neues, spannendes Projekt.

Wir wollten den Freitag zum FREUtag erheben. Bevor ich meine ganz persönlichen Erfahrungen und meine Erlebnisse der letzten zwei Jahre mit euch teile, möchte ich Jasmin, die ich äußerst schätze, zu Wort kommen lassen:

»Freude ist für mich kein Zufall, sondern eine bewusste Entscheidung. Sie zeigt sich in den kleinen Momenten, die wir im Alltag oft übersehen, und genau darin liegt ihre große Kraft.

Als Roman und ich vor zwei Jahren auf Radio Wien gemeinsam den FREUtag ins Leben gerufen haben, war das eine Einladung an die Hörerinnen und Hörer, sich bewusst daran zu erinnern: Heute ist ein Tag, an dem Freude Platz hat – nicht irgendwann, nicht später, sondern jetzt. Und nachdem wir den FREUtag im Programm immer wieder ankündigen und mit vielen Geschichten und Gefühlen aufladen, haben wir das Thema Freude immer mehr im Programm.

Die Resonanz unseres Radio-Wien-Publikums hat mir gezeigt, dass die Sehnsucht nach Leichtigkeit in unserer Gesellschaft enorm ist. Viele Menschen spüren zwar die Hektik, die Krisen, die Überforderung, aber gleichzeitig gibt es diese innere Stimme, die sich nach einem Lächeln, nach Wärme und nach positiven Impulsen sehnt.

Der FREUtag ist für mich deshalb weit mehr als eine Radio-Rubrik: Er ist ein kollektives Ritual geworden. Ein Leuchtturm im Alltag, der uns daran erinnert, dass wir die Freude nicht suchen müssen wie ein seltenes Gut. Sie ist längst da, und wir dürfen sie sichtbar und im Radio hörbar machen. Damit breitet sich Freude aus und das ist ein wunderbares Geschenk für uns alle.

Als Programmchefin von Radio Wien sehe ich tagtäglich, wie sehr uns Bilder, Worte und Geschichten prägen. Wir alle sind in unserer Gesellschaft permanent umgeben von Schlagzeilen, die Angst machen und Unsicherheit erzeugen, von Informationen, die Druck auslösen. Umso wichtiger ist es, dem auch andere Narrative entgegenzustellen, nämlich Geschichten gekoppelt mit guter Laune und der Lieblingsmusik. Das macht Mut und bringt uns leichter durchs Leben. Freude ist in diesem Sinn kein Luxus, sondern eine Haltung: Sie gibt uns Kraft, trotz Herausforderungen nicht nur zu ›funktionieren‹, sondern zu fühlen und dies auch gemeinsam zu erleben.

Ich glaube fest daran, dass wir selbst viel dazu beitragen können. Wir können innehalten, den Blick auf das richten, was gelingt, was uns guttut und was uns miteinander verbindet. Freude entsteht nicht durch Perfektion, sondern durch Nähe, durch Humor, durch Menschlichkeit. Und wenn es uns gelingt, die Freude in den Alltag einzubauen, sei es durch viele Radio-Momente, ein freundliches Wort, ein bewusstes Lächeln, dann wird sie zu einem Motor, der uns resilienter, lebendiger und vielleicht sogar glücklicher macht.

In einer Zeit, die von Geschwindigkeit und Unsicherheit geprägt ist, ist die Freude für mich ein Anker. Sie erinnert uns daran, dass das Leben nicht nur aus To-do-Listen besteht, sondern aus Erlebnissen, die das Herz berühren. Der FREUtag auf Radio Wien war ein Anfang, und vielleicht ist er auch eine Einladung an alle, jeden Tag ein bisschen mehr Freude zu leben.«

Obwohl ich viel bei Veranstaltungen unterwegs bin, schaffe ich mir immer wieder einmal im Monat Platz, um hier an einem

Freitag – Verzeihung, FREUtag – live auf Sendung zu sein und mit den Menschen in den Dialog zu treten.

Unsere Happy Hour von 18:00 bis 19:00 Uhr, wie wir sie genannt haben, ist immer wieder berührend, lustig, überraschend und herzlich. Vielleicht hast du ja auch einmal Lust, eine deiner einzigartigen Storys mit vielen anderen live auf Sendung zu teilen. Hier findest du immer alle aktuellen Infos rund um ORF Radio Wien und unseren FREUtag:

In dieser Stunde werden die Emotionen freigeschaltet, die uns so oft im Alltag verloren gehen: Vorfreude, Dankbarkeit, Staunen, Zuneigung, Humor. Das Programm ist eine Schatzkiste für Geschichten, die uns zum Schmunzeln, zum herzhaften Lachen und manchmal auch zum stillen Nachdenken bringen.

Wir haben über kleine und große Erlebnisse gesprochen, von den Lieblingspannen, die uns heute noch zum Lachen bringen, bis hin zu den originellsten Geschenken (»Meine Enkelin schenkte mir ein Glas, gefüllt mit lauter Zetteln: ›50 Gründe, warum du die beste Oma der Welt bist‹«). Solche Momente haben eine Magic.

Die Sendung zeigt für mich auch, wie stark die Kraft von Beziehungen ist: Wir erleben, wie Großeltern im Leben ihrer Enkel zu Vorbildern werden, dass Tiere Freudespender sind und mit einem einzigen Blick Sorgen wegschmelzen lassen und wie Kinder mit ihren Sprüchen die Welt völlig neu erklären und uns Erwachsene daran erinnern, dass Unbeschwertheit kein Luxus, sondern Lebenskunst ist.

Warum kommt das so gut an?

Weil wir am FREUtag den Hörerinnen die Erlaubnis zum positiven Reflektieren geben. So wie Jasmin schon gemeint hat:

In einer Welt, die uns täglich mit Krisenmeldungen, Problemen und Hektik bombardiert, wirkt diese Stunde wie ein Gegengewicht.

Statt »was alles falsch läuft« hören wir, »was uns wirklich glücklich gemacht hat«. Dieser Perspektivwechsel ist nicht banal, er ist heilsam. Er macht bewusst, dass Freude keine Randnotiz, sondern ein Lebenselixier ist.

Für viele, und ganz besonders für mich, ist der FREUtag inzwischen ein Fixpunkt im bewegten Leben. Er ist wie ein freundlicher Wochenabschluss, der sagt: »Egal was war, es gibt immer einen guten Grund, sich zu freuen.«

Oder wie eine Hörerin einmal so schön sagte: *»Der FREUtag ist für mich wie ein Fenster: Man öffnet es und plötzlich strömt frische Luft voller guter Geschichten herein.«*

Sag es positiv, bitte – wie Worte Wunder wirken (könnten)

Unsere Expedition geht dem Ende zu … Wir schreiben das Jahr 2026. Die Menschheit hat KI erfunden, Autos, die fast selbst fahren (außer auf der Südosttangente um 17:30 Uhr), Telefone, die alles können, außer automatisch auflegen, wenn mühsame Zeitgenoss:innen anrufen und dir etwas verkaufen wollen. Aber eines kriegen wir immer noch nicht wirklich hin: positiv kommunizieren.

Denk einmal nach: Wie oft am Tag sagst du »Kein Problem« und packst damit zwei negative Worte zusammen, um Zuversicht ausdrücken zu wollen. Da kann keine Freude aufkommen!

Ja, es ist so: Wir reden lieber um das Gute herum, als es beim Namen zu nennen. Ein schönes Essen war »nicht schlecht«, eine gelungene Präsentation »nicht peinlich« und ein netter Abend »durchaus aushaltbar«.

Herzlichen Glückwunsch! Damit haben wir soeben drei Komplimente getarnt, verschleiert und unkenntlich gemacht wie bei einem geheimen Nachrichtendienst.

Wenn es ganz arg kommt, murmeln wir ein »War besser als befürchtet« als emotionales Äquivalent zu einem Lächeln mit Notbremsfunktion.

Es ist evident: Wir verwenden viel mehr negative Formulierungen als positive.

»Es hat nicht geschadet.«

»Da kann man sich nicht beklagen.«

»Für das, was es war, war es ganz in Ordnung.«

Kennst du solche Sätze?

Ja? Dann willkommen im deutschsprachigen Raum, in der olympischen Disziplin des unterkühlten Nichtlobens oder wie es im Österreichischen so schön heißt: »Nicht geschimpft ist genug gelobt!«

Wir können sagen, dass etwas »nicht schlecht« war, und dabei meinen wir, dass es großartig war. Und wenn jemand »keinen Grund zur Beschwerde« hat, ist das im Prinzip ein emotionaler Feuerwerkskörper ohne Zündschnur.

Warum machen wir das? Ganz einfach: Es hat Tradition. Wer in Österreich oder Deutschland zu enthusiastisch auf etwas reagiert, wird rasch verdächtigt, entweder betrunken zu sein oder aus der Schweiz zu kommen. (Liebe Schweizer Freund:innen: Ihr seid großartig, aber dieses Klischee musste kurz herhalten.)

Emotionen? Bitte nur in Maßen – am besten mit Vorbereitung und Wartezeit wie bei einem Amtsweg.

Wir Österreicher:innen (so, liebe Schweizer:innen, jetzt gibt es einen kleinen Seitenhieb auf mein Heimatland) haben das Jammern zum Volkssport erhoben!

Ich warte nur darauf, dass es irgendwann bei uns »Jammer-Weltmeisterschaften« gibt – eine Castingshow für die besten Jammerlappen aus den Bundesländern – und eine Jury, bestehend aus depressiven Jammerprofis, die »Österreichs next Jammer-Star« kürt!

Auf die Frage »Wie geht es dir?« haben wir in unseren Genen diese Antwort verankert: »Geh, frag mich nicht. Wie soll's mir gehen? Wie die anderen wollen.«

Dazu wird ein grantiges, frustriertes Antlitz präsentiert. Auch darin sind wir unerreicht!

Hierzulande ist Jammern keine Schwäche, sondern kulturelles Bindemittel. Gemeinsames Raunzen verbindet – vor allem in meiner Heimatstadt Wien! Es schafft Nähe, Solidarität und einen Grund, sich gemeinsam zumindest über das Wetter aufzuregen.

Wer da mit einem »Mir geht's super!« antwortet, gilt als verdächtig: entweder frisch verliebt, stark medikamentös eingestellt oder schlichtweg ein wenig suspekt.

Im Klartext: Negative Kommunikation kostet Lebensfreude – und schlimmer noch, sie verhindert sie aktiv. Dabei wäre es so einfach, mit ein bisschen positiver Sprache sich selbst und anderen ein echtes, herzliches Lächeln ins Gesicht zu zaubern.

Beispiel gefällig? Nehmen wir einmal das unoriginelle, klassische Exempel: die postprandiale Reaktion auf das Essen bei der Schwiegermutter.

VARIANTE 1: »Also, das Essen war wirklich nicht schlecht.«
(Untertitel: »Ich hab's überlebt.«)

VARIANTE 2: »Das Essen war richtig gut, danke! Vor allem dein Erdäpfelgratin – ein Wahnsinn!«
(Untertitel: »Ich habe geschmeckt, gefühlt und geschätzt.«)

Die erste Version lässt Luft nach oben, und zwar nicht in der Stimmung, sondern im Magendruck. Die zweite macht Freude – nicht nur der Köchin, sondern auch der anderen Person, die zur/zum Genießer:in mutiert.

Und im Vertrauen: Auch deine eigene Frau oder dein eigener Mann wird richtig gerührt sein, wenn du mit ihrer/seiner Mutter charmant parlierst!

Wer positiv formuliert, verankert sich selbst im Guten und das wirkt sogar auf die eigene Biochemie.

Sprache verändert Stimmung, auch deine eigene! Studien aus der Psychologie zeigen: Menschen, die regelmäßig positive Worte verwenden – ehrlich gemeint, nicht gezwungen – sind nachweislich resilienter und optimistischer und haben bessere soziale Beziehungen.

Es klingt fast zu einfach: Ein paar freundlichere Worte, ein bisschen mehr Optimismus in den Formulierungen – und schon geht es uns besser. Doch genau das zeigt die Forschung immer wieder. Sprache ist kein neutraler Code, sondern wirkt wie ein ständiger Input in unser Gehirn.

Die Psychologie weiß außerdem: Wenn wir positiv sprechen, aktivieren wir im Gehirn jene Netzwerke, die mit Belohnung und Motivation verbunden sind.

Eine Studie der University of California fand heraus, dass schon das Hören positiver Wörter messbar den Dopaminspiegel beeinflusst. Da ist es wieder, unser Freudehormon Nr. 1, das Dopamin!

Diese selbst produzierte Wunderdroge ist also nichts anderes als der Treibstoff für gute Laune, Antrieb und Kreativität.

Wissenschaftler:innen der Tufts University in Boston (https://www.tufts.edu/) haben mit Gehirnstrommessungen untersucht, wie das menschliche Gehirn negative Formulierungen verarbeitet. Das Ergebnis: Das Gehirn braucht viel länger, um negative Aussagen zu verarbeiten, als positive Formulierungen.

Auch in der sozialen Dynamik macht Sprache einen Riesenunterschied. In Teams, die bewusst positiv formulieren, steigt nicht nur das Wohlbefinden der Mitglieder, sondern auch die Produktivität.

Das nennt man den »Broaden-and-Build-Effekt«.

Ich habe mich dazu aufgeschlaut: Positive Emotionen erweitern (broaden) kurzfristig das Denk- und Handlungsrepertoire, wodurch langfristig persönliche Ressourcen aufgebaut werden (build). Es ist das Prinzip der »Aufwärtsspirale«.

Positive Emotionen weiten also unseren Blick, machen uns offener, kreativer und resilienter. Kurz: Wer öfter »Ja, und …« statt »Ja, aber …« sagt, schafft Raum für Möglichkeiten statt Blockaden. Der Weg führt also vom »Yes-butter« zum »Why-notter«.

Und das Beste: Positive Sprache ist ansteckend. Ein Kompliment, ein freundlich gemeintes *»Gut gemacht«* oder auch ein ehrliches *»Danke«* wirkt wie ein kleiner psychologischer Virus – er verbreitet sich.

Unser Gegenüber fühlt sich besser und reagiert freundlicher – und schon entsteht die erwähnte Positiv-Spirale. Neurowissenschaftler:innen sprechen hier von »Emotional Contagion«, einem emotionalen Ansteckungsphänomen, also von einem Dominoeffekt der guten Worte.

Wer positiv spricht, steckt an wie ein Lächeln im Lift. Wer »Ich finde, das war ein gelungener Tag!« sagt, schafft einen Raum, in dem andere das auch spüren dürfen.

Ein Beispiel aus dem Berufsleben:
Im Krankenhaus, mein früheres Kommunikationsrevier, hat eine Kollegin bei der Morgenbesprechung nach einer ruhigen Nachtschicht ihren Bericht meistens wie folgt begonnen:

»Der Dienst heute war gar nicht so schlimm!«

Dazu ergänzte ein anderer Kollege, mit dem ich übrigens bis heute noch im Austausch bin: »Stimmt, es war ein Dream-Team heute. Ich bin froh, dass ich mit euch gearbeitet habe.«

Es folgte Stille und dann ein kollektives Lächeln. Das tut gut. Und das bleibt hängen.

Natürlich heißt das nicht, Probleme schönzureden oder Kritik zu vermeiden. Wenn der Dienst mühsam war, sollte man das auch so formulieren dürfen. Aber es bedeutet, dass wir die Wahl haben: Formulieren wir so, dass Energie verloren geht, oder so, dass sie entsteht?

Schon kleine Drehungen am sprachlichen Regler machen einen großen Unterschied:

- Statt »Das klappt nie« lieber: »Das wird herausfordernd, aber wir finden einen Weg.«
- Statt »Ich darf nichts falsch machen« lieber: »Ich will heute mein Bestes geben.«

  Oder stell dir vor, du triffst eine:n Freund:in auf einen Kaffee.
- Statt »Na, heute ist wieder alles mühsam, aber unser Treffen passt schon, kein Problem« lieber: »Ich bin zwar gerade viel unterwegs, aber ich freue mich riesig, dich zu sehen!«

Was glaubst du, welche Sätze die bessere Laune machen? Richtig – und zwar für alle! Es ist Klarheit mit Freude. Wenn wir etwas gut finden, warum sagen wir es dann nicht einfach so?

Es ist fast banal und doch ein Gamechanger: Wer positive Sprache übt, stärkt nicht nur die eigene Freude, sondern hebt das Klima um sich herum. Ehrliche, wohlüberlegte Worte sind keine Deko, sondern ein Hebel.

Freude beginnt im Mund. Und zwar mit dem, was rauskommt. Sprache formt Realität. Warum also mit halb leeren Sätzen durchs Leben gehen, wenn das Glas auch halb voll sein kann oder der Inhalt vielleicht sogar sprudelt?

Probier es aus. Heute noch. Beim Bäcker, im Büro, im Wohnzimmer:

Sag, was gut ist und sag es gut. Die Welt braucht nicht weniger Probleme. Sie braucht mehr Menschen, die Freude aussprechen können.

In diesem Sinne: Nicht »Passt schon«, sondern: »Es war mir eine Freude.«

Unsere Expedition ist vorerst zu Ende, aber das ist kein Schlusswort

Dies ist ein Doppelpunkt: Denn wer Freude einmal wirklich erlebt hat, will nicht mehr zurück ins Grau der distanzierten Steinzeit!

Wenn du dieses Buch zuschlägst, dann bitte nicht die Freude gleich mit. Denn Freude ist kein Kapitel, das irgendwann ausgelesen ist, sie ist ein Dauerbrenner, ein Running Gag des Lebens.

Ich werde diese Reise jedenfalls fortsetzen. Motiviert und neugierig, manchmal auch ein bisschen verrückt, werde ich die Freude überall in der Welt suchen. Bei gemütlichen Kaminabenden mit meiner Frau, mit lieben Freund:innen bei ausgelassenen Festen, bei Spaziergängen durch den Wald mit meinem Hund.

Ich werde sie aber auch dort suchen, wo sie sich am besten versteckt hält: in Krisen, in Alltagstristesse, in scheinbar freudlosen Räumen. Und ich werde sie teilen, besonders mit jenen, die gar nicht mehr glauben, dass es sie noch gibt.

Freude lebt im Augenblick, aber sie ist mehr als das. Wir alle kennen den Satz: »Früher war alles besser – die gute alte Zeit.«

Nun, die gute alte Zeit von morgen entsteht genau jetzt. Sie entsteht aber nicht von selbst, sondern durch uns. Wenn wir in Zukunft wehmütig und dankbar zurückschauen wollen, müssen wir heute die Freude säen, die später in unserer Erinnerung blühen wird.

Pascal Mercier hat es treffend beschrieben: »Nur auf das Hier und Jetzt zu starren, ist ein unsinniger Gewaltakt. Freude braucht Weitblick. Sie tanzt in der Vergangenheit, Gegenwart und Zukunft, und genau darin liegt ihre Kraft.«

Natürlich verbringen wir Zeit mit dem Grübeln über gestern, mit Sorgen über morgen und mit dem Versuch, heute irgendwie zu überleben, aber Ernsthaftigkeit hat noch nie ein Feuer entzündet, Freude sehr wohl.

Also was wäre, wenn wir unsere Energie stattdessen darauf verwenden, Freude zu erschaffen? Für uns. Für die Menschen um uns herum. Für unsere Teams, Familien und Freund:innen.

Freude ist wie WLAN: unsichtbar, aber wenn sie da ist, sind plötzlich alle verbunden.

Also: Pack deine Freudeforscher:innenutensilien ein – Humor, Herz, Neugier, Mut und nicht zu vergessen eine Tasche voller verspielter Verrücktheit – und ziehe los in neue Dimensionen der Leichtigkeit.

Deine Expedition Freude endet nicht hier, im Gegenteil: Sie fängt gerade erst an.

Und weißt du was? Wenn wir uns später einmal irgendwo wiedersehen, dann wünsche ich mir von Herzen, dass du sagst:

»Das war sie, die gute alte Zeit.«

Viel Spaß an der Freude!

Dein Roman Szeliga

DANKE!
Von Herzen, mit Herz, fürs Herz!

Wenn man ein Buch über Freude schreibt, glaubt man ja anfangs, das müsse eine ziemlich vergnügliche Angelegenheit sein: Leichtigkeit, Lächeln, Sonnenschein – was soll da schon schiefgehen?

Nun ja, sagen wir so: Auch Freude kann gelegentlich einen Knoten im Satzbau haben, wenn nicht gar im ganzen Ganglien-netzwerk.

Es gab Kapitel, da hat die Freude getanzt, und welche, da saß sie schmollend in der Ecke und meinte: »So leicht bin ich nicht zu fassen!« Ich habe Sätze, ja ganze Absätze geschrieben, gelöscht, wiederbelebt, bejubelt und verflucht – manchmal alles innerhalb einer Stunde.

Es gab viel Austausch, Nachdenken und Verabschieden von Textteilen, die eigentlich ganz nett waren, aber nicht das gewisse Freudekribbeln ausgelöst haben.

Und dann waren da viele Momente, in denen plötzlich ein Gedanke, ein Satz, ein Funke auftauchte – ein kleiner Geistesblitz, der sofort aufs Papier wollte.

Das waren die schönsten, und ich saß da und grinste beim Tippen.

Manche würden sagen, ich habe mich selbst ein bisschen angesteckt.

Für all das möchte ich DANKE sagen.

Allen voran danke ich meiner wunderbaren Frau Margit, meiner größten Unterstützerin, Inspiratorin und liebevollsten Kritikerin. Ohne dich wäre dieses Buch vielleicht geschrieben worden, aber niemals *so*. Du hast mir immer wieder neue Perspektiven geschenkt, Fragen gestellt – manchmal auch unangenehme –, die Türen geöffnet haben, und Ideen beigesteuert, die den Kern von *Expedition Freude* noch heller erstrahlen lassen.

Dein Blick, deine Geduld und dein Glaube an mich waren der Kompass auf dieser Reise.

Ein großes Dankeschön gilt auch meinem großartigen Team, das mich auf so vielen Ebenen begleitet hat, vor allem Marlene Hoffmann. Ihre jugendliche Tatkraft, ihre frischen Ideen und ihr Gespür für die richtigen Worte an die richtige Zielgruppe haben dieses Buch entscheidend bereichert. Marlene, du hast viel Freude und Lebendigkeit in das Projekt gebracht. Danke dafür!

Mein aufrichtiger Dank gilt außerdem meinem Verlag Amalthea und dem gesamten Team rund um Dr. Rainer Höltschl und Jurek von Lingen. Dazu natürlich meiner wunderbaren Lektorin Gundi Jungmeier, die mit viel Erfahrung und scharfem Blick so manchen Satzbau vor dem Einsturz bewahrt hat und sich alle Rechtschreibfehler behalten hat, die sie gefunden hat.

Ihr habt mit Energie, Professionalität und Feingefühl dazu beigetragen, dass diese Expedition nicht nur zu Papier, sondern in die Welt gekommen ist. Ihr habt das Buch nicht einfach produziert, sondern *mit Freude geboren*.

Es gibt viele weitere Menschen, denen ich dankbar bin, Menschen, die mich inspiriert, begleitet, herausgefordert oder auch irritiert haben. Manche haben mir gezeigt, wie es *gehen kann*, andere, wie es *nicht gehen sollte*. Beides war wertvoll. Beides war Teil des Lernens, Teil der Freude.

Vielleicht hätte dieses Buch noch viel mehr Seiten haben können. Denn wer sich mit der Freude beschäftigt, merkt schnell: Sie ist unerschöpflich. Ständig öffnen sich neue Wege, neue Gedanken, neue Verbindungen.

Darum schreit es nach einer Fortsetzung. Wenn nicht als Buch, dann als gelebte Erfahrung, Tag für Tag, in uns allen – in unseren eigenen kleinen Welten.

Ich empfinde tiefe Dankbarkeit, in diesem wunderschönen Land Österreich leben und arbeiten zu dürfen. Ich bin demütig und glücklich, das tun zu können, was mich erfüllt: Menschen mit Humor, Freude und Leichtigkeit anzustecken.

Und vielleicht den einen oder anderen Funken zu entzünden, der die Welt ein kleines Stück fröhlicher, kraftvoller und herzlicher macht.

Allen, die mich auf diesem Weg begleitet haben, die mich unterstützen und es hoffentlich noch viele Jahre tun werden, sage ich von Herzen **Danke!**

CHILL-OUT-ZONE …
Wegbegleiter:innen der Freude

Am Ende dieser Expedition möchte ich die Freude nicht alleine stehen lassen, denn sie ist keine Solistin. Sie lebt von Begegnungen, vom Austausch, vom Spiegeln in den Augen anderer.

An dieser Stelle meines Buches und auf der Rückseite des Covers kommen Menschen zu Wort, die mich kennen und auf ganz unterschiedliche Weise begleiten: im Denken, im Arbeiten, im Staunen über das Leben.

Sie stammen aus Unternehmen, aus der Gesundheitswelt, aus Bildung, Kultur und Kommunikation, aus sozialen Initiativen und kreativen Feldern.

Jede:r von ihnen hat eine eigene Sicht darauf, wo sie/er der Freude begegnet, wie sie/er sie erkennt, teilt oder bewusst gestaltet.

Gemeinsam zeichnen diese Stimmen ein vielschichtiges Bild jener Emotion, die uns alle verbindet – vielleicht die schönste überhaupt. Und über die ganz persönlichen Worte habe ich mich natürlich ganz besonders gefreut!

Stimmen der Freude

Als Bergsteiger weiß ich: Die schönsten Gipfel erreicht man nicht im Sprint, sondern Schritt für Schritt und oft liegt das Glück nicht oben, sondern unterwegs, in den kleinen Momenten der Freude. Genau davon erzählt Roman Szeliga in diesem wunderbaren Buch: dass Freude keine Gipfelbesteigung ist, die man erst »verdienen« muss, sondern ständige Begleitung sein kann, wenn wir lernen, sie zu sehen. Mit der Neugierde eines Entdeckers, dem Herzen eines Arztes und der Leichtigkeit eines Menschen, der das Leben liebt, nimmt er uns mit auf eine Expedition, bei der nicht die Höhenmeter zählen, sondern Momente des Glücks. Ein Buch, das bewegt, berührt und vor allem Freude macht!

Rainer Petek, Keynote-Speaker und
Autor von Das Nordwand-Prinzip

Freude ist alles, und ohne Freude ist alles nichts. Wer hat das besser verinnerlicht als der Meister der Erfreuung Dr. Roman Szeliga? Und er lehrt uns: Sie wird immer noch größer, wenn man sie teilt! Mit diesem Buch wirst nun auch du zum Erfreuungsmeister, für dich und für andere. Ich wurde damit auch zu einem.

Jon Christoph Berndt®, Markenentwickler

In den rund fünfzehn Jahren seit unserem ersten beruflichen Kennenlernen hatte ich das große Vergnügen, mit Roman Szeliga in verschiedenen, durchaus herausfordernden Projekten erfolgreich zusammenzuarbeiten.

Sein Humor und seine Freude daran, Neues zu konzipieren, zu erschaffen, zu entdecken und umzusetzen, waren und sind immer wieder enorm ansteckend und inspirierend für mich. Ich habe viel von ihm gelernt, vor allem, dass auch ernsthafte Arbeit voller Spaß und Freude sein darf, ja sogar MUSS!

Dr. Thomas Pachler, Country Manager Austria/
AOP Orphan Pharmaceuticals GmbH

Freude ist etwas, von dem wir meist meinen, dass wir sie empfinden können, wenn wir dieses oder jenes im Außen (erreicht) haben: eine Gehaltserhöhung, das neue Auto, eine:n Partner:in und vieles mehr. Doch diese Überlegung ist grundfalsch. Es funktioniert genau umgekehrt. Wenn wir es schaffen, Freude zu empfinden, und zwar unabhängig von äußeren Bedingungen (auch wenn das manchmal herausfordernd sein kann), dann ist das die wichtigste Voraussetzung, um Erfolg im Außen zu erreichen.

Mag. Roman Kmenta, The Voice of Value

Es gibt wohl kaum jemanden, der sich mit dem Thema Humor mehr auseinandergesetzt hat als Roman Szeliga. In seinem neuen Buch *Expedition Freude* wendet er sich einem verwandten Thema, der Freude, zu. Auf seine gewohnt humorvolle und leichtfüßige Art führt er uns vor Augen, wie wichtig Freude für uns ist und wie einfach wir sie auch finden können, wenn wir nur die Augen öffnen. Ein Must-read für alle, die auch in scheinbar so schwierigen Zeiten alltäglich Freude erleben wollen. Freude ist kein Luxus, den wir uns gönnen. Sie ist überlebensnotwendig.

Dr. Thomas Pisar, Physiker, Keynote-Speaker und Trainer

Die Freude ist eine sehr rücksichtsvolle Emotion. Sie wartet nämlich immer erst auf deine Erlaubnis, um sich zu entfalten. Sie drängt sich nicht nach vorne, wenn sie eine Idee hat oder einen Anlass zum Auftritt erkennt. Egal, ob sie eine schöne Morgenstimmung am Himmel entdeckt, eine frische Meeresbrise erschnüffelt, ein mitreißendes Lachen oder ein freundliches Wort hört oder das Gefühl einer kuscheligen Decke auf der warmen Haut spürt, die Freude bleibt brav in ihrer Ecke sitzen und wartet erst mal ab, ob sie sich melden darf. Vermutlich, weil du ihr das vor vielen Jahren schon beigebracht hast. Nämlich dass sie zwar wie selbstverständlich zum Inventar gehört und ein gern gesehener Gast in der Emotionsrunde ist, aber dass eben andere Vorrang haben. Zuerst kommen mal die lautesten dran, dann die wichtigen, gefolgt von den lästigen, den notwendigen und dann, aber auch nur dann, wenn noch Zeit übrigbleibt, ist sie dran. Und so kommt es, dass die Freude gemeinsam mit anderen rücksichtsvollen nachrangigen Kolleg:innen wie dem Humor, der Gelassenheit, dem Mut, der Zuversicht und der Leichtigkeit oft lange warten muss, während der Stress, die Nervosität, der Zweifel, die Perfektion, die Angst, der Ärger, der Neid oder der Frust laut polternd die Bühne besetzen und all deine Zeit und Energie verbrauchen.

Lass die Freude nicht auf der Ersatzbank der Gefühle sitzen, nur weil sie so höflich und geduldig ist. Denn sie möchte sich beteiligen und dein Leben bunter und schöner machen. Sie wartet nur auf deine Erlaubnis! Und sie weiß, am Ende deines Lebens zählt sie wieder. Wie oft sie zum Einsatz gekommen ist, bestimmt nämlich schlussendlich die Qualität deines Daseins. So einfach ist das.

Dr. Roman Szeliga weiß, welchen Wert Freude hat – für die Gesundheit, aber auch für unsere Lebensqualität. Er wartet nicht, bis sich die Freude aus der Ecke traut, er richtet den Scheinwerfer auf sie und bereitet ihr die Bühne – damit sie glänzen und ihre gesamte Schönheit zeigen kann.

Viel Spaß beim Freudeforschen in diesem Buch und in deinem Leben!

Mag.ª Sigrid Tschiedl, Werteexpertin, Regisseurin und Autorin

Freude ist etwas, das uns oft im Kleinen begegnet und gerade deshalb so kostbar ist. Roman erinnert uns mit seinem Buch daran, wie wichtig es ist, diese Momente nicht zu übersehen. Ich finde es schön, wie er mit Wärme und Klarheit schreibt und dabei nie den Menschen selbst aus dem Blick verliert.

Expedition Freude ist eine Einladung, das Leben wieder mit offenerem Herzen zu betrachten.

Astrid Steharnig-Staudinger,
CEO Austria Tourism/Österreich Werbung

Ich bezeichne Roman Szeliga seit mehr als fünfzehn Jahren als meinen »Hausarzt« – nicht für meinen Leib, sondern für meine Seele.

Besonders schätze ich unsere langjährige Freundschaft, die herzliche Verbundenheit und Romans Lebensfreude, die einfach ansteckend ist. Seine positive Ausstrahlung, sein Humor und seine aufrichtige Neugier auf das Leben machen jede Begegnung besonders. Genau diese Energie spürt man auch in diesem

Buch. Es ist wie ein Gespräch mit einem guten Freund, das Herz und Kopf gleichermaßen berührt.

Expedition Freude ist eine Einladung, das Leben mit offenen Augen, offenem Herzen und einem Lächeln zu betrachten. Ich kann jedem nur empfehlen, sich darauf einzulassen.

Danke, mein liebster Hausarzt, für dieses (Lebens-)Rezept!

Josef Buttinger, Gründer und Präsident der HR-Lounge

Freude ist für mich mehr als ein Gefühl: Sie ist der Gänsehautmoment, in dem wir ganz im Augenblick sind und mit vollem Fokus das Erlebnis genießen. Die emotionale Bindung, die dadurch zu Menschen, Marken oder Erlebnissen entsteht, ist das stärkste Werkzeug, das wir in der Eventbranche haben.

Ich kenne den Autor aus unserer gemeinsamen Zeit beim event marketing board austria (emba) als einen der wenigen, der Tiefgang mit humorvoller Leichtigkeit verbinden kann. Seine *Expedition Freude* schärft den Blick für diese essenzielle Lebenskraft und liefert keine Patentrezepte, sondern einen wertvollen Kompass.

David Strolz, Founder und CEO strolzevents GmbH/
Chairman, emba – event marketing board austria

Als unermüdlicher Botschafter für Humor und Lebensfreude nimmt er uns in Expedition Freude mit auf eine Reise voller Tiefgang, Witz und Herzenswärme. Eine Entdeckungsreise, die zeigt: Freude ist kein Zufall, sondern eine Haltung, die wir bewusst leben können. Freude berührt, inspiriert und tut einfach unglaublich gut. Dieses Buch, das man unbedingt lesen sollte, ist wie ein Espresso für die Seele, belebend, wohltuend und voller Lebensfreude und daher von Herzen empfohlen.

Mag. Eva Mandl, GF/
Inh. Kommunikationsagentur Himmelhoch GmbH

Über den Autor

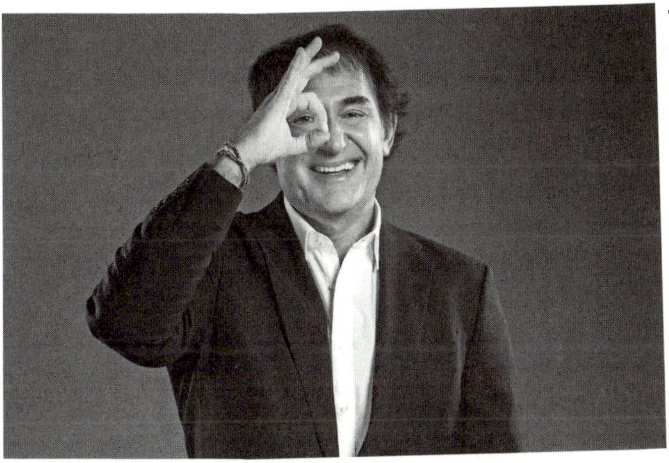

© Studio Thomas Lerch

Dr. Roman Szeliga ist **Facharzt für Innere Medizin**, Agenturchef, Autor und **bestgebuchter Keynote-Speaker**. Er spannt als **international bekannter Kommunikationsprofi** perfekt den Bogen zwischen Wissenschaft, Infotainment, Kunst und Unterhaltung, Niveau und Überraschung.

Die Klammer, die all das zusammenhält, ist der **Humor: als soziale Kompetenz**, die in der Lage ist, Menschen zu motivieren, mitzureißen und zu führen. In seinen Erfolgsbüchern und fesselnden Erlebnisvorträgen, die der ehemalige Topmanager eines großen Pharmakonzerns bis dato vor über 350 marktführenden Unternehmen aus dem gesamten deutschsprachigen Raum gehalten hat, erfahren Sie mit vielen amüsanten Beispielen, Daten, Zahlen und Fakten Inspirierendes über die Kraft, die Wirkung und das Potenzial von Humor, Leichtigkeit und Wertschätzung im privaten wie im wirtschaftlichen Kontext. Seinen emotionalen und sozialen Zugang verdeutlicht auch sein großes Engagement als Mitbegründer der CliniClowns.

Seine AUSZEICHNUNGEN

- Krisenmanager des Jahres 2021 im Bereich Kommunikation
- Mitglied der »Hall of Fame« und Dozent der GSA
- Award für den »Top Speaker of the Year«
- Preisträger des »Launeus Awards«

Seine ERLEBNISVORTRÄGE

HUMOR IM BUSINESS

SIE WERDEN LACHEN, ES IST ERNST!

Humor ist eine unserer knappsten, jedoch wertvollsten Ressourcen. Nichts verbindet Menschen mehr als gemeinsames Lachen. Lachen ist das Gegengift zum Ernst des Lebens.

Guter Humor ist immer seriös, außerdem zeugt er von höchster **sozialer Kompetenz**. Und: Nachgelacht bringt manchmal mehr als nachgedacht. Die Symbiose daraus ist das Erfolgsgeheimnis für begeisterte Unternehmen. Lernen Sie vom Top-100-Keynote-Speaker Roman Szeliga, einem der charismatischsten Redner unserer Zeit!

HERZSCHLAGQUALITÄT IM ZEITALTER DER KI

Fürs Leben muss man geboren sein!

In seinem neuesten Vortrag nimmt Dr. Roman Szeliga sein Publikum mit auf eine frech-fröhliche Reise in die **Welt der Wertschätzung**, des Engagements und des verbindenden Miteinanders im Zeitalter der KI.

Warum ist es so wichtig, dass unser Herz nicht nur aus Routine schlägt, sondern aus Begeisterung? Das demonstriert er in seinem neuesten Feuerwerk der emotionalen Kommunikation. Er zeigt den Jammerexpert:innen und Ärgerprofis charmant die rote Karte, präsentiert anschaulich, worüber wir uns wirklich Sorgen machen sollten, und bietet erfrischende Ideen, wie jede:r von uns die Welt ein klein wenig besser machen kann.

Viele inspirierende Beispiele, pointierte Betrachtungen und motivierende Impulse für eine turbulente Zeit.

MORBUS DIGITALIS

Die Technik macht den Fortschritt, der Mensch den Unterschied

Die Digitalisierung ist absolut erforderlich, um intelligentes Wachstum zu fördern und unsere auf Wissen und Innovation basierende Wirtschaft weiterzuentwickeln. Wenn wir das wirtschaftliche Potenzial in Europa voll ausschöpfen wollen, dann brauchen wir einerseits verlässliche Unternehmer:innen, die **Digitalisierung als Chance** begreifen, und andererseits den Raum für persönliche, emotionale Kommunikation, die Vertrauen und Nähe erzeugt. Nur die Kombination mit Empathie, Leichtigkeit, Freude, Persönlichkeit und der richtigen Dosis an Humor schafft mehr Kund:innennutzen und engere Kund:innenbindung.

FRUSTSCHUTZMITTEL

Wie Sie es schaffen, alles halb so schlimm oder doppelt so gut zu finden

Ein mitreißender Vortrag, der zum charmanten **Perspektivenwechsel** anregt, ohne einem erhobenen Zeigefinger zu folgen. Ein Ideenfeuerwerk mit Anregungen, Initiativen und Geschichten für ein neues Erfolgsdenken in einer bewegten Zeit. Der Arzt Ihres Vertrauens liefert dazu heilsame Impulse für unsere tägliche Kommunikation, emotionale »Tupfer«, humorvolle »Salben« und manchmal auch kleine, spitze »Nadeln«, die den Nerv der Zeit treffen. Ein sympathisches Plädoyer, das (Berufs-) Leben mit Leichtigkeit zu meistern und dabei den Spaß als Turboantrieb zu nutzen.

Seine BÜCHER

HIRN MIT HERZ HAT HAND UND FUSS

Entdecke, dass du Stress und Frust selbst am besten entgegenwirken kannst, und erhalte zahlreiche Tipps und Tricks für Berufs- wie Privatleben mit motivierenden Perspektiven für ein wertschätzendes Miteinander. Bilde dich heiter!

WORK LIFE MAGIC

125 humorvolle Ideen, Impulse und Methoden, die dein Leben leichter machen

Dieses Workbook ist eine Einladung an alle, die mehr vom Leben wollen als To-do-Listen und Effizienz. Kleine, charmante Denkimpulse, coole Methoden und kreative Ideen, die große Wirkung entfalten – im Gespräch, im Team und bei sich selbst.

FRUSTSCHUTZMITTEL

Ein Buch mit charmanten Ideen, Beispielen, Geschichten und Anregungen zu den Themen Freude, Humor und Leichtigkeit in unserer bewegten Zeit. Ein Buch als Gegenmittel zum Ernst des Lebens mit konkreten Anleitungen, wie man seine eigenen Energiequellen täglich aktivieren kann.

ERST DER SPASS, DANN DAS VERGNÜGEN

Profitiere von humorvollen Ideen, Tipps und Tricks, damit auch dein Unternehmen, deine Abteilung zur Smile-Zone wird. Hol dir kreative Inputs für innovative, charmante Businesskommunikation und originelle Fachpräsentationen und peppe deine nächste Konferenz auf.

Alle erhältlich hier persönlich signiert
https://roman-szeliga.com

oder beim Buchhändler deines Vertrauens.